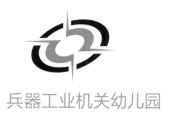

兵器工业机关幼儿园

U0381061

幼儿
营养膳食
精选

杨 英 主编

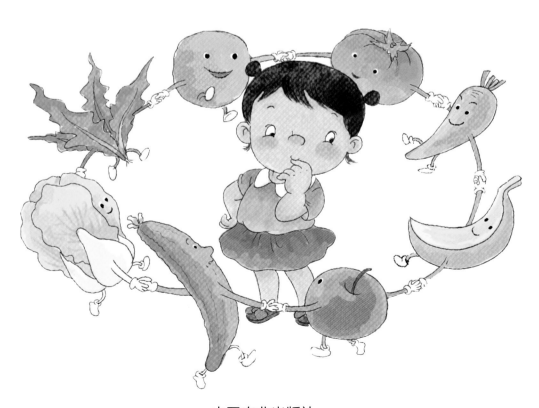

中国农业出版社

图书在版编目（CIP）数据

幼儿营养膳食精选 / 杨英主编． —北京：中国农业出版社，2016.12（2023.2 重印）
ISBN 978-7-109-22464-3

Ⅰ．①幼… Ⅱ．①杨… Ⅲ．①儿童－营养卫生 Ⅳ．① R153.2

中国版本图书馆 CIP 数据核字 (2016) 第 296442 号

中国农业出版社出版
（北京市朝阳区麦子店街18号楼）
（邮政编码 100125）
责任编辑　张　志　梁艳萍
封面设计　刘彦博

———————————

北京中科印刷有限公司印刷　新华书店北京发行所发行
2016年12月第1版　　2023年2月北京第3次印刷

———————————

开本：889mm×1194mm　1/16　印张：4.25
字数：102千字
定价：28.00元
（凡本版图书出现印刷、装订错误，请向出版社发行部调换）

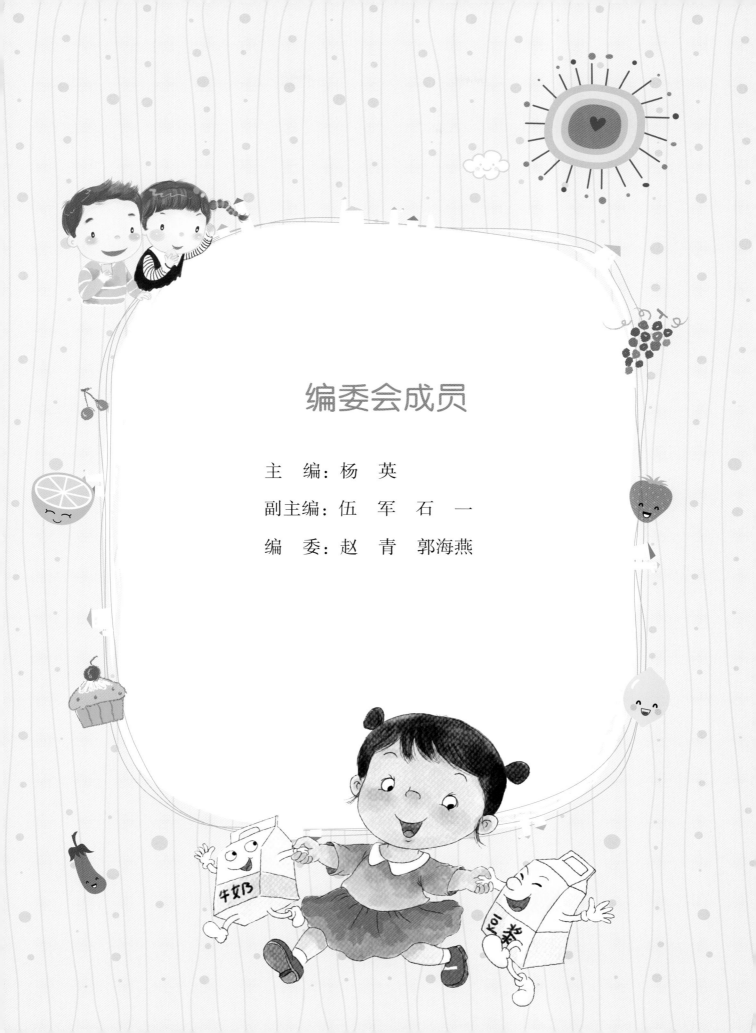

编委会成员

主　编：杨　英

副主编：伍　军　石　一

编　委：赵　青　郭海燕

前言

　　《幼儿园教育指导纲要（试行）》明确要求"幼儿园必须把保护幼儿的生命和促进幼儿健康放在工作的首位"。科学合理营养均衡的膳食是幼儿健康成长的基础和重要保障。

　　我园对幼儿的营养膳食高度重视，在管理上多管齐下、多效并举，运用科学的方法合理调配，以确保幼儿膳食营养均衡、身体健康。首先，我们遵循干稀搭配、荤素搭配、粗细粮搭配的原则，制定了符合幼儿生长发育所需各种营养素的一日食谱，保证各类营养的均衡摄取。其次，充分发挥伙委会的作用，及时分析总结、发现问题，不断改进，使幼儿的营养膳食结构更合理；定期进行炊事人员技能比赛，提高烹饪水平，做到色香味美。再次，我园通过家长会和专题座谈等方式，与家长就幼儿科学营养膳食、合理搭配进行分享交流，希望幼儿在家园一致的呵护下，茁壮成长。

　　本书归纳整理了我园近年来在幼儿膳食营养方面的经验，讲求科学烹饪，符合幼儿的年龄特点，书中所涉及的各类面点、菜品等，从原料到做法都简便易得，方便厨师和家长操作。

　　希望本书能成为帮助幼儿健康成长的一步阶梯，也诚恳地邀请幼教营养专家、各级领导对本书的不足之处提出宝贵意见。

杨英

2016 年 8 月 6 日

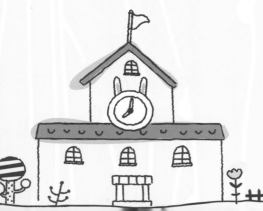

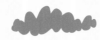

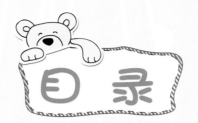

目 录

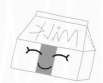

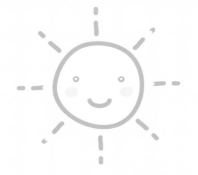

荤菜系列

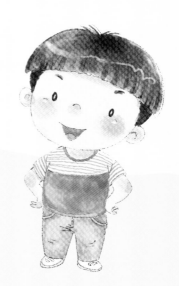

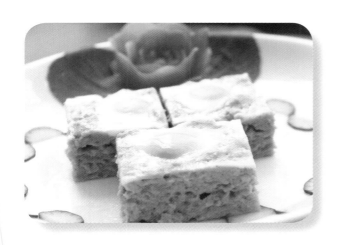

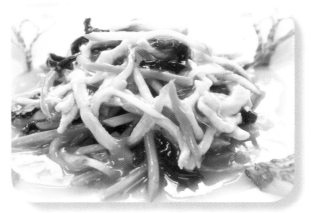

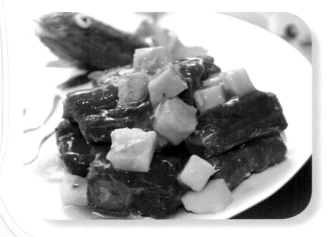

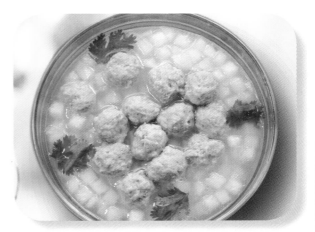

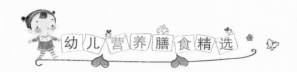
宫保鸡丁

用料用量

鸡胸肉20克，胡萝卜20克，黄瓜30克，花生米5克，干淀粉0.5克，大葱1克，绵白糖1克，花生油5克，盐0.5克。

制作方法

1. 鸡胸肉切丁，放入碗中，加适量的水、淀粉拌匀，上浆备用；

2. 大葱洗净，切丝备用；

3. 黄瓜洗净，切丁；胡萝卜洗净，去皮，切丁，油煸；

4. 花生米洗净，控水，油炸备用；

5. 油八成热时将上浆的鸡丁放入锅中，滑熟捞出；

6. 锅中留底油，放入葱，爆炒出香味，放入处理好的食材及少许盐、糖、生抽，翻炒至熟，加入鸡丁翻炒均匀，勾芡出锅即成。

营养特点

富含优质蛋白质、胡萝卜素、铁、锌、维生素C、膳食纤维等营养元素。

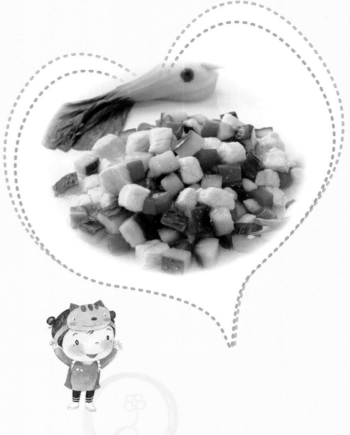

肉炒三丁

用料用量

猪肉（后臀尖）20克，黄瓜20克，胡萝卜10克，大葱1克，干淀粉0.5克，花生油5克，盐0.5克。

制作方法

1. 猪肉洗净，切丁，放入碗中，加水、淀粉和少许盐拌匀，上浆备用；

2. 大葱洗净，切段备用；

3. 黄瓜洗净，切丁备用；

4. 胡萝卜洗净，去皮，切丁，油煸备用；

5. 油八成热时将上浆的肉丁放入锅中，滑熟捞出；

6. 锅中留底油，放入葱，爆炒出香味，放入处理好的食材及少许盐，翻炒至熟，加入肉丁翻炒均匀，勾芡出锅即成。

营养特点

富含优质蛋白质、维生素C、胡萝卜素、钙、锌等营养元素。

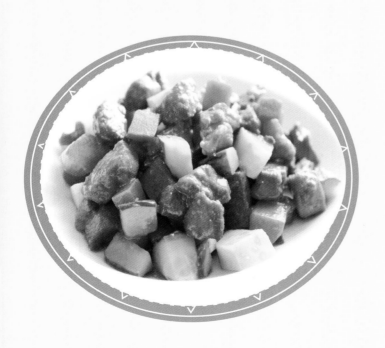

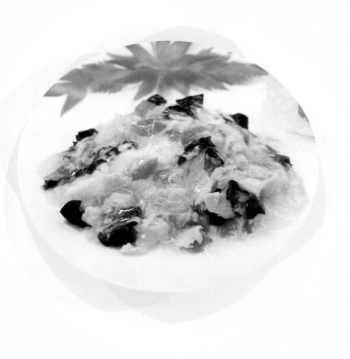

芙蓉鸡片

用料用量

鸡胸肉20克, 胡萝卜20克, 鸡蛋10克, 木耳1克、干淀粉0.5克, 大葱1克, 花生油5克, 盐0.5克。

制作方法

1. 鸡胸肉洗净, 切片, 放入碗中, 加适量的水、淀粉拌匀, 上浆备用;

2. 大葱洗净, 切丝备用;

3. 木耳泡发洗净, 切碎;

4. 鸡蛋取蛋清备用;

5. 胡萝卜洗净, 去皮, 切片, 油煸备用;

6. 油八成热时, 将上浆的鸡片放入锅, 滑熟捞出;

7. 锅中留底油, 放入葱, 爆炒出香味; 放入处理好的食材及少许盐, 翻炒至熟, 加入鸡片, 翻炒均匀, 倒入蛋清勾芡, 出锅即成。

营养特点

富含优质蛋白质、铁、维生素C、胡萝卜素等营养元素。

樱桃肉

用料用量

猪肉(通里脊)25克, 胡萝卜10克, 干淀粉0.5克, 番茄酱2克, 生抽1克, 白糖1克, 大葱1克, 花生油4克, 盐0.5克。

制作方法

1. 猪肉洗净, 切丁, 放入碗中, 加适量的水、淀粉拌匀, 上浆备用;

2. 大葱洗净, 切丝备用;

3. 将生抽、番茄酱、白糖、干淀粉放入器皿中, 加适量水调汁备用;

4. 胡萝卜洗净, 去皮, 切丁, 煸炒备用;

5. 油八成热时, 将上浆的肉丁放入锅中, 滑熟捞出;

6. 锅中留底油, 放入葱, 爆炒出香味, 倒入调好的汤汁, 边加热边搅动, 待汤汁浓稠, 放入处理好的食材及少许盐, 翻炒均匀至熟, 出锅即成。

营养特点

富含优质蛋白质、胡萝卜素、维生素C等营养元素。

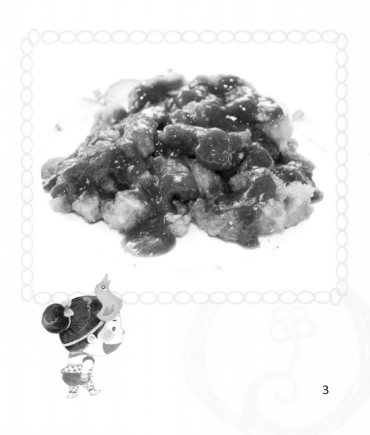

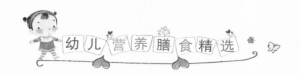

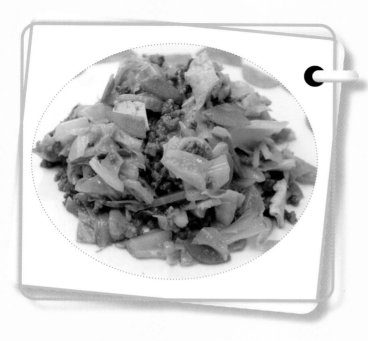

肉末素鸡圆白菜

用料用量

猪肉（后臀尖）15克，素鸡5克，圆白菜90克，胡萝卜5克，大葱1克，花生油4克，盐0.5克。

制作方法

1. 圆白菜洗净，切碎备用；

2. 猪肉洗净，剁成肉末备用；

3. 素鸡切片；大葱洗净，切丝备用；

4. 胡萝卜洗净，去皮，切片，煸炒备用；

5. 油八成热时，放入肉末，炒熟，盛出备用；

6. 油热时放入葱，爆炒出香味，放入处理好的食材及少许盐，翻炒均匀至熟，出锅即成。

营养特点

富含蛋白质、钙、铁、磷、钾多种维生素、胡萝卜素、粗纤维等营养元素。

太阳肉

用料用量

猪肉后臀尖20克，鹌鹑蛋5克，干淀粉5克，大葱1克，芝麻油2克，盐1克。

制作方法

1. 大葱洗净，切末备用；

2. 将猪肉洗净绞成肉馅，在肉馅中加入少许盐，顺一方向搅动，同时加入葱、生抽、芝麻油，搅打到肉馅上劲时，加入蛋清和少许淀粉，搅拌均匀；

3. 将搅拌好的肉馅放入蒸盘；

4. 将鹌鹑蛋磕在肉馅上面，上锅蒸20分钟，出锅切成小块即成。

营养特点

富含优质蛋白质、磷、钙等营养元素。

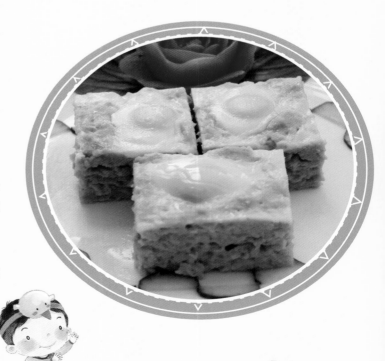

鸡里蹦

用料用量

鸡胸肉15克，虾仁20克，鸡蛋10克，胡萝卜5克，黄瓜10克，干淀粉1克，大葱1克，花生油5克，盐0.5克。

制作方法

1. 鸡蛋取蛋清备用；

2. 鸡胸肉洗净，切丁，放入碗中，加适量的水、淀粉和蛋清拌匀，上浆备用；

3. 大葱洗净，切段备用；

4. 黄瓜洗净，切丁备用；

5. 虾仁去沙线，洗净，焯水备用；

6. 胡萝卜洗净，去皮，切丁，油煸备用；

7. 油八成热时将上浆的鸡丁放入锅中，滑熟捞出；

8. 锅中留底油，放入葱，爆炒出香味，放入处理好的食材及少许盐，翻炒至熟，勾薄芡翻炒均匀，出锅即成。

营养特点

富含优质蛋白质、胡萝卜素、铁、锌、维生素C等营养元素。

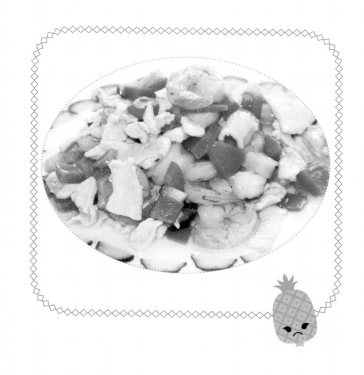

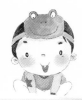

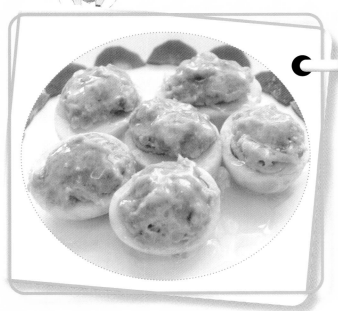

鸳鸯蛋

用料用量

猪肉（后臀尖）20克，鸡蛋30克，虾皮2克，干淀粉3克，大葱1克，芝麻油1克，盐0.5克。

制作方法

1. 虾皮洗净；大葱洗净，切末备用；

2. 在肉馅中加入少许盐、芝麻油，顺一方向搅动，同时加入葱，搅打到肉馅上劲时，加入少许淀粉搅拌均匀；

3. 鸡蛋煮熟，去皮，切成两瓣放入容器里备用；

4. 将搅拌好的肉馅摊到鸡蛋上，上锅蒸20分钟，出锅即成。

营养特点

富含优质蛋白质、磷、钙等营养元素。

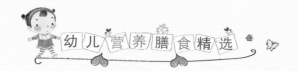

清蒸五香龙利鱼

用料用量

龙利鱼65克，大葱2克，姜1克，花生油2克，蒸鱼豉油1克，盐0.5克。

制作方法

1. 龙利鱼化冻洗净，控水，切段，撒少许盐抓匀，腌约10分钟；

2. 葱姜洗净，切丝备用；

3. 将葱姜铺在盘底，再将龙利鱼放入盘中，上锅蒸10分钟取出，在鱼上面再放一些葱姜，倒入蒸鱼豉油；

4. 油烧热后，淋在蒸好的龙利鱼上即成。

营养特点

富含优质蛋白质、卵磷脂、钙、钾、磷、维生素A等营养元素。

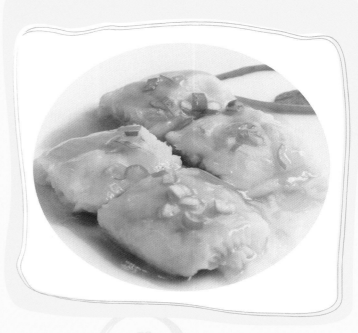

三色里脊丝

用料用量

猪肉（里脊）30克，黄瓜20克，胡萝卜20克，黑木耳1克，干淀粉0.5克，大葱1克，花生油4克，盐0.5克。

制作方法

1. 猪肉洗净，切丝，加适量的水、盐、淀粉拌匀，上浆备用；

2. 胡萝卜洗净，去皮，切丝，油煸备用；

3. 黄瓜洗净，切丝；大葱洗净，切丝备用；

4. 黑木耳泡发洗净，切碎备用；

5. 油八成热时将上浆的肉丝放入锅中，滑熟捞出；

6. 锅中留底油，放入葱，爆炒出香味，放入处理好的食材及少许盐，翻炒至熟，出锅即成。

营养特点

富含优质蛋白质、维生素C、胡萝卜素、钙、锌等营养元素。

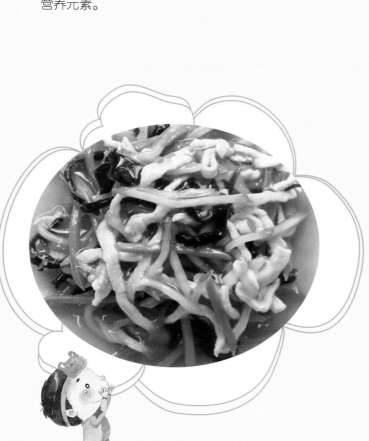

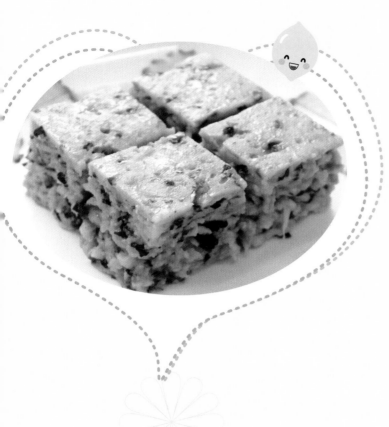

山珍肉糕

用料用量

猪肉（后臀尖）30克，鸡蛋10克，黑木耳1克，干淀粉3克，大葱1克，芝麻油2克，盐1克。

制作方法

1. 鸡蛋打液备用；

2. 大葱洗净，切末备用；

3. 将猪肉洗净，绞成肉馅，在肉馅中撒少许盐，顺一方向搅动，同时放入葱、生抽、芝麻油，搅打到肉馅上劲时，加入蛋液、木耳、少许淀粉，搅拌均匀；

4. 将搅拌好的肉馅平铺在容器上；上锅蒸20分钟，出锅切成小块即成。

营养特点

富含优质蛋白质、磷、钙、铁等营养元素。

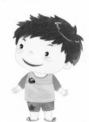

焖酥鱼

用料用量

带鱼65克，大葱2克，姜2克，大蒜2克，绵白糖1克，花生油4克，醋1毫升，盐0.5克。

制作方法

1. 带鱼化冻，去头去脏，洗净，切段备用；

2. 葱姜蒜洗净，切丝备用；

3. 油八成热时将带鱼段逐个放入锅内，炸至金黄色捞出；

4. 将带鱼、葱、姜、蒜、盐、醋、糖放入高压锅中，加水，大火烧开后改小火焖45分钟，出锅即成。

营养特点

富含优质蛋白质、卵磷脂、钙、铁、钾等营养元素。

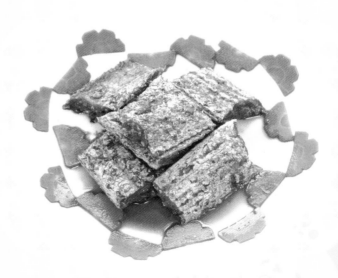

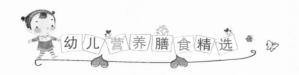

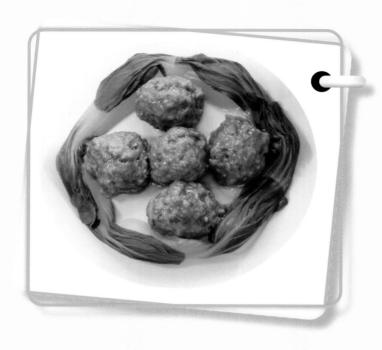

红烧狮子头

用料用量

猪肉（后臀尖）30克，鸡蛋10克，干淀粉3克，大葱1克，芝麻油2克，盐0.5克。

制作方法

1. 鸡蛋取蛋清备用；

2. 大葱洗净，切丝备用；

3. 将猪肉洗净，绞成肉馅；

4. 在肉馅中撒少许盐，顺一方向搅动，同时加入葱、芝麻油，搅打到肉馅上劲时，加入鸡蛋清和少许淀粉，搅拌均匀；

5. 将搅打好的肉馅挤成大小适中的肉丸，放入容器中，上锅蒸20分钟，出锅即成。

营养特点

富含优质蛋白质、磷、钙等营养元素。

香芋排骨

用料用量

猪小排排骨50克，芋头10克，大葱1克，姜1克，绵白糖1克，花生油3克，生抽1毫升，花椒大料适量，盐0.5克。

制作方法

1. 猪小排洗净，焯水备用；

2. 芋头洗净，去皮，切丁备用；

3. 葱姜洗净，大葱切段，姜切片备用；

4. 锅内倒入凉油，和白糖一起炒化，加入排骨，排骨均匀上色后，放入葱段、姜片、花椒、大料、盐、生抽、水，大火烧开后，改小火煨至八成熟，放入芋头炖至肉烂，收汁至浓稠，出锅即成。

营养特点

富含优质蛋白质、铁、钾、钙、磷、胡萝卜素、维生素C、B族维生素等营养元素。

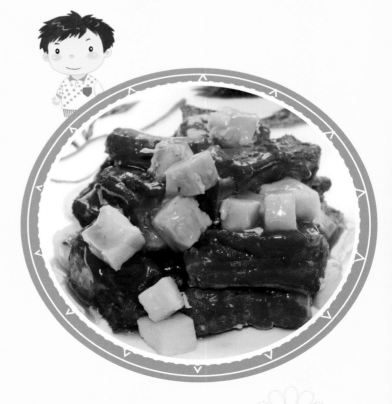

冬瓜汆丸子

用料用量

猪肉20克，冬瓜60克，大葱1克，香菜1克，芝麻油1克，花生油1克，鸡蛋10克，盐0.5克。

制作方法

1. 大葱洗净，切末备用；

2. 将猪肉洗净，绞成肉馅，在肉馅中撒少许盐，顺一方向搅动，同时加入葱、花生油，搅打到肉馅上劲时，加入鸡蛋清搅拌均匀；

3. 冬瓜洗净，去皮，切丁备用；

4. 香菜择洗干净，切碎备用；

5. 锅中放入水，烧至八成热时，将打好的肉馅挤成丸子下入锅中，开锅后放入冬瓜，煮熟后，放入香菜、芝麻油即成。

营养特点

富含优质蛋白质、维生素C、维生素B_2、铁等营养元素。

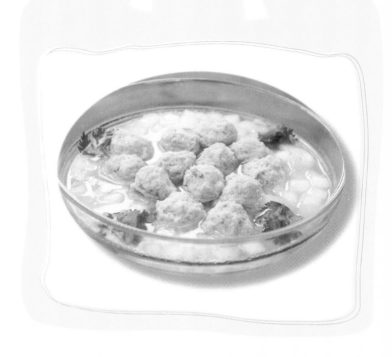

肉末萝卜

用料用量

猪肉（后臀尖）10克，白萝卜60克，大葱1克，花生油3克，盐0.5克。

制作方法

1. 猪肉洗净，剁成肉末备用；

2. 白萝卜洗净，去皮，切丁备用；

3. 大葱洗净，切丝备用；

4. 油八成热时，将肉末倒入锅中翻炒，炒熟盛出；

5. 锅中留底油，放入葱，爆炒出香味；放入处理好的食材及少许盐，翻炒至熟，出锅即成。

营养特点

富含优质蛋白质、维生素C等营养元素。

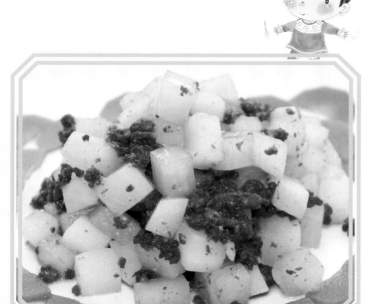

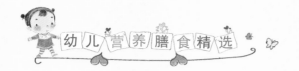
红烩牛肉

用料用量

牛肉（腹部肉）20克，土豆10克，胡萝卜10克，西红柿10克，大葱1克，姜1克，绵白糖1克，花生油3克，生抽1毫升，花椒、大料适量，盐0.5克。

制作方法

1. 牛肉洗净，切块，焯水备用；

2. 土豆、胡萝卜洗净，去皮，切丁，过油备用；

3. 西红柿洗净，切滚刀块备用；

4. 葱姜洗净，大葱切段，姜切片备用；

5. 锅内倒入凉油，加入白糖炒化，放入牛肉翻炒，加入葱段、姜片、花椒、大料、盐、糖、生抽、水，大火烧开后，改小火煨至牛肉八成熟，放入土豆、胡萝卜、西红柿烧至汁浓稠，出锅即成。

营养特点

富含优质蛋白质、胡萝卜素、钾、磷等营养元素。

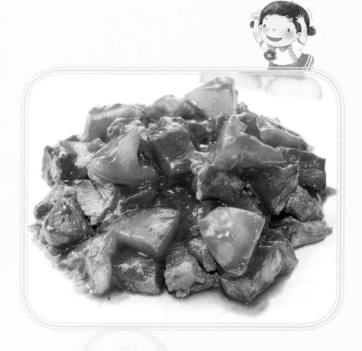

胡萝卜丸子

用料用量

胡萝卜30克，面粉5克，大葱2克，香菜1克，五香粉1克，花生油5克，盐0.5克。

制作方法

1. 大葱洗净，切末备用；

2. 胡萝卜洗净，去皮，擦丝，焯水后剁碎，加入少许盐、面粉、五香粉，边搅边加入葱，直到搅拌均匀；

3. 香菜择洗干净，切碎，放入胡萝卜馅中拌匀；

4. 锅中放入油，烧至锅边起小泡时将搅拌好的馅挤成丸子，放入锅中，小火炸至金黄色捞出，控油即成。

营养特点

富含优质蛋白质、胡萝卜素、维生素B$_2$、铁等营养元素。

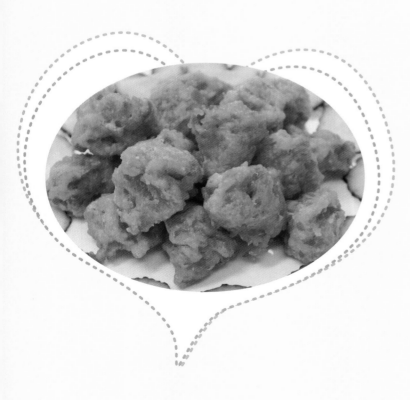

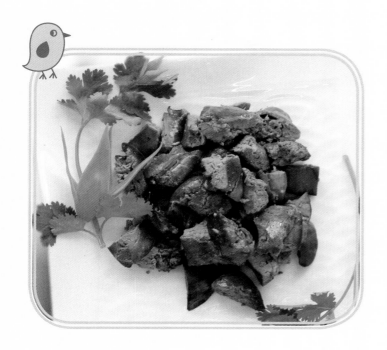

五香鸭肝

用料用量

鸭肝20克，大葱1克，姜1克，生抽1毫升，花椒、大料适量，盐0.3克。

制作方法

1. 葱姜洗净，大葱切丝，姜切片备用；

2. 鸭肝洗净，切块，焯水备用；

3. 锅内放入水及鸭肝、葱段、姜片、花椒、大料、盐、生抽，大火烧开后，改小火煨，直至鸭肝熟透、汤汁浓稠出锅即成；

营养特点

富含优质蛋白质、铁、维生素A、硒等营养元素。

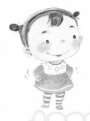

蜜汁牛肉

用料用量

牛肉（腹部肉）30克，番茄酱5克，白糖3克，花生油3克，生抽1毫升，盐0.5克。

制作方法

1. 牛肉洗净切小块，焯水备用；

2. 锅内倒入凉油，和白糖一起炒化；然后放入牛肉翻炒，加入水、生抽、糖，大火烧开后，改小火煨至牛肉熟透；

3. 锅内倒入底油，油热时放入番茄酱煸炒，接着放入牛肉、撒少许盐，翻炒均匀，出锅即成。

营养特点

富含优质蛋白质、钾、磷等营养元素。

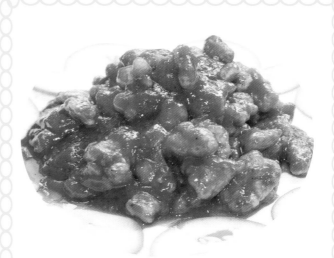

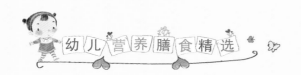
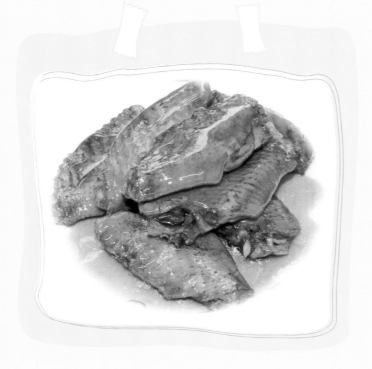

可乐鸡翅

用料用量

鸡翅中60克，可乐10克，大葱1克，姜1克，花生油3克，酱油1毫升，料酒1毫升，盐0.5克。

制作方法

1. 鸡翅中化冻，洗净，焯水备用；

2. 葱姜洗净，葱切段，姜切片备用；

3. 油八成热时放入葱段、姜片，爆炒出香味，放入鸡翅中，翻炒至变色，加入可乐、料酒、酱油、和水，大火烧开，改小火煨至汁浓稠，撒少许盐翻匀，出锅即可。

营养特点

富含胶原蛋白、维生素A等。

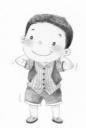

肉末海带丝

用料用量

猪肉（五花肉）20克，海带10克，绵白糖1克，大葱1克，姜1克，花生油4克，盐0.5克。

制作方法

1. 葱姜洗净，切末备用；

2. 猪肉洗净，剁碎备用；

3. 干海带丝泡发，洗净备用；

4. 油八成热时放入葱、姜，爆炒出香味，放入猪肉末翻炒至散，接着放入海带丝翻炒均匀，加水大火烧开，改小火煨至汁浓稠，加少许盐出锅即成。

营养特点

富含优质蛋白质、碘、钙、铁等营养元素。

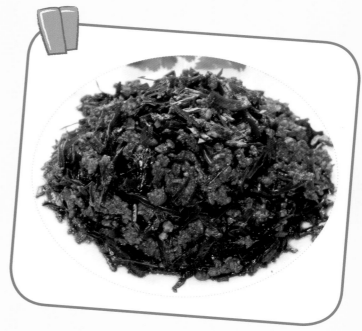

咖喱鸡丁

用料用量

鸡胸肉20克，胡萝卜10克，土豆50克，洋葱20克，干淀粉1克，咖喱酱1克，花生油4克。

制作方法

1. 鸡胸脯肉切丁，放入碗中，加适量水、淀粉拌匀，上浆备用；

2. 土豆洗净，去皮，切丁；胡萝卜洗净，去皮，切丁，油煸备用；

3. 洋葱剥皮，洗净，切丁备用；

4. 油八成热时，将上浆的鸡肉放入锅中，滑熟捞出；

5. 锅中留底油，放入咖喱酱，炒出香味，放入处理好的食材翻炒，加少许水，烧至汁浓稠，翻炒均匀，出锅即成。

营养特点

富含优质蛋白质、胡萝卜素、铁、锌、维生素C、膳食纤维等营养元素。

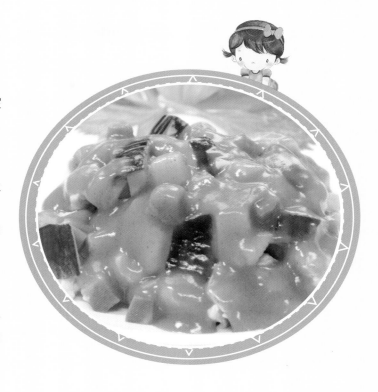

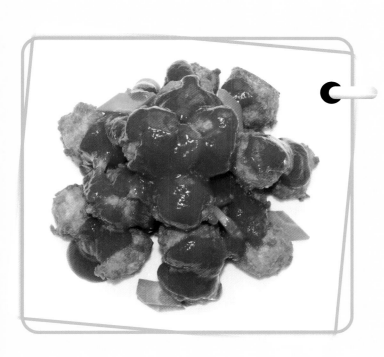

番茄丸子

用料用量

猪肉（后臀尖）30克，鸡蛋10克，胡萝卜10克，番茄酱3克，绵白糖2克，大葱2克，花生油2克，盐0.5克。

制作方法

1. 鸡蛋取蛋清备用；

2. 大葱洗净，切末备用；

3. 猪肉洗净，搅成肉馅，在肉馅中加入少许盐，顺着一个方向搅动，边搅边加入葱，直到肉馅上劲时，加入鸡蛋清，搅拌均匀；

4. 将搅拌好的肉馅挤成丸子放入容器中，上锅蒸20分钟，出锅备用；

5. 油热时放入番茄酱、糖煸炒，接着放入蒸好的丸子、胡萝卜翻炒均匀，加少许水烧至汁浓稠，出锅即成。

营养特点

富含优质蛋白质、胡萝卜素、磷、钙等营养元素。

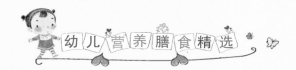

番茄肉片

用料用量

猪肉（后臀尖）25克，胡萝卜30克，西红柿30克，青豆10克，干淀粉0.5克，番茄酱5克，绵白糖3克，花生油3克，盐0.5克。

制作方法

1. 猪肉洗净，切小片，放入碗中，加适量水、盐、淀粉拌匀，上浆备用；

2. 胡萝卜、西红柿洗净，切片；

3. 青豆洗净，煮熟备用；

4. 油热时放入番茄酱、糖煸炒，再放入处理好的食材，加少许盐翻炒均匀，出锅即成。

营养特点

富含优质蛋白质、胡萝卜素、维生素C、铁等营养元素。

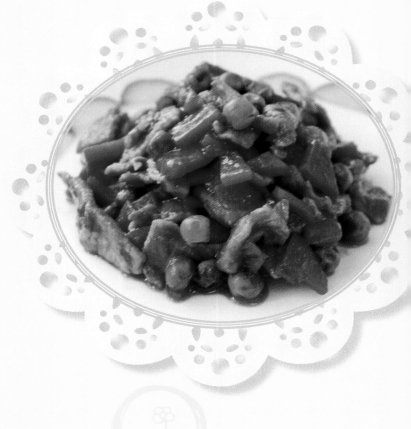

珍珠丸子

用料用量

猪肉（后臀尖）20克，鸡蛋10克，糯米2克，大葱1克，芝麻油2克，盐0.5克。

制作方法

1. 鸡蛋取蛋清备用；

2. 糯米用水泡软，捞出控水备用；

3. 大葱洗净，切末备用；

4. 猪肉洗净，绞成肉馅，在肉馅中加入少许盐、芝麻油，顺着一个方向搅动，边搅边加入葱、鸡蛋清，搅打到肉馅上劲是即可；

5. 将搅拌好的肉馅挤成丸子，均匀滚上糯米，放入容器中，上锅蒸20分钟出锅即成；

营养特点

富含优质蛋白质、钙、维生素B$_1$、维生素B$_2$等营养元素。

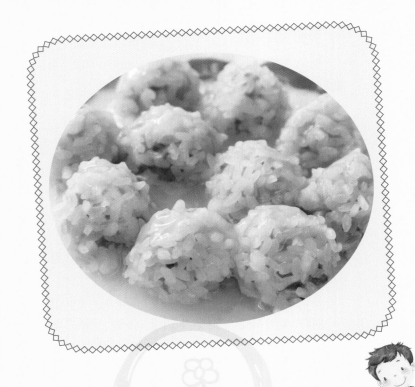

五彩虾仁

用料用量

虾仁20克，黄瓜20克，胡萝卜10克，鲜玉米粒5克，黑木耳1克，干淀粉1克，大葱1克，姜1克，花生油4克，料酒1毫升，盐0.5克。

制作方法

1. 虾仁去沙线，洗净，加适量盐、料酒、干淀粉拌匀，上浆备用；

2. 黑木耳泡发，洗净，切碎备用；

3. 黄瓜、胡萝卜洗净，切丁备用；

4. 葱姜洗净，切末备用；

5. 油八成热时，将上浆的虾仁放入锅中，滑熟捞出；

6. 锅中留底油，放入葱、姜末，爆炒出香味，加入黄瓜、胡萝卜、黑木耳、玉米粒及少许盐，翻炒至熟，放入虾仁翻炒，勾芡出锅即成。

营养特点

提供优质蛋白质，胡萝卜素、钾、碘、钙、硒、维生素A等营养元素。

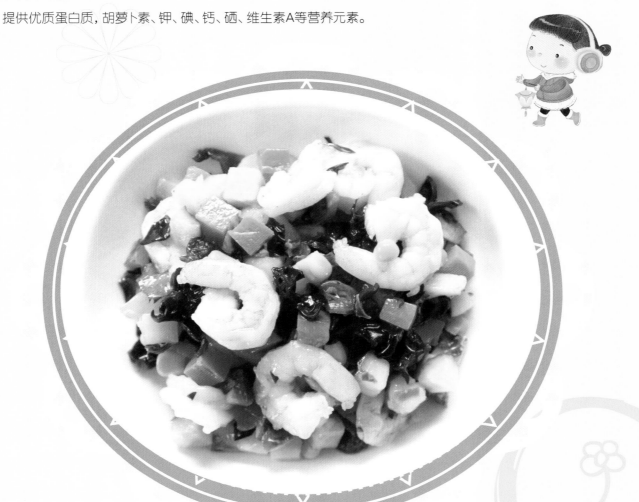

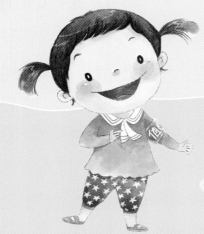

素菜系列

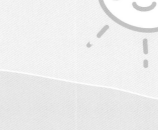

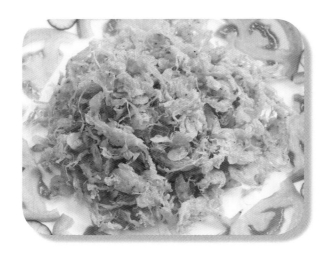

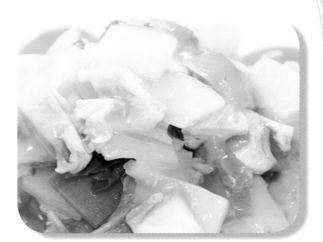

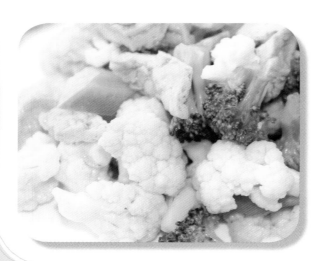

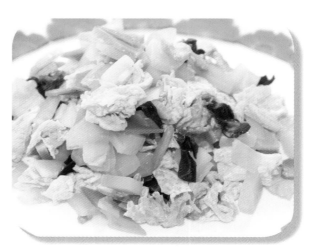

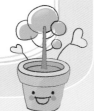

香菇油菜

用料用量

油菜110克，香菇5克，大葱1克，胡萝卜10克，花生油3克，盐0.5克。

制作方法

1. 油菜、香菇去蒂，择洗干净，切碎备用；

2. 胡萝卜洗净，去皮，切丁，煸炒备用；

3. 大葱洗净，切段备用；

4. 油八成热时放入葱，爆炒出香味，放入处理好的食材及少许盐、翻炒均匀至熟，出锅即成。

营养特点

富含钙、铁、维生素C、胡萝卜素等营养元素。

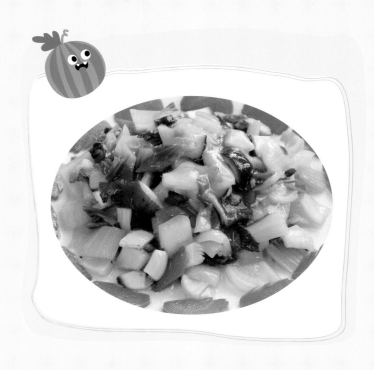

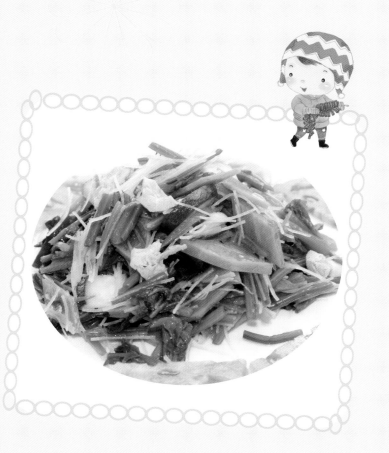

炒什锦

用料用量

菠菜90克，胡萝卜5克，鸡蛋20克，木耳1克，粉丝5克，大葱1克，花生油4克，盐0.5克。

制作方法

1. 菠菜择洗干净，焯水，切碎备用；

2. 胡萝卜洗净，切片备用；

3. 粉丝泡发，切段备用；

4. 木耳泡发，洗净，切碎备用；

5. 大葱洗净，切丝备用；

6. 鸡蛋炒熟备用；

7. 油八成热时放入葱，爆炒出香味；再放入处理好的食材及少许盐，翻炒，放入泡发好的粉丝，煮软至熟，出锅即成。

营养特点

富含优质蛋白质、多种维生素、钙、铁等营养元素。

素炒三丝

用料用量

土豆80克，胡萝卜20克，柿子椒10克，大葱1克，花生油3克，盐0.5克。

制作方法

1. 土豆、胡萝卜洗净，去皮，切丝备用；

2. 柿子椒洗净，去蒂，切丝备用；

3. 大葱洗净，切丝备用；

4. 油八成热时放入葱，爆炒出香味；将处理好的食材放入锅中，加少许盐翻炒至熟，出锅即成。

营养特点

含蛋白质、维生素C、胡萝卜素、钙等营养元素。

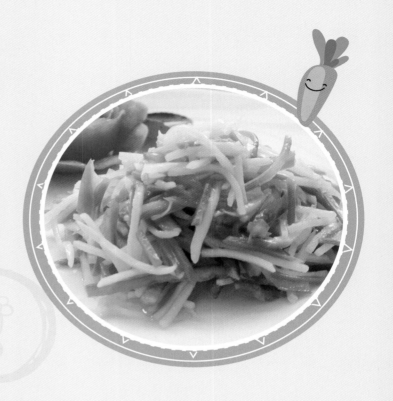

地三鲜

用料用量

土豆40克，茄子50克，柿子椒10克，大葱1克，花生油4克，盐0.5克。

制作方法

1. 土豆洗净，去皮，切片备用；

2. 茄子洗净，去皮，切片备用；

3. 柿子椒洗净，切片备用；

4. 大葱洗净，切丝备用；

5. 油八成热时放入葱，爆炒出香味，放入处理好的食材，加入少许盐、翻炒均匀至熟，出锅即成。

营养特点

富含钾、维生素C等营养元素。

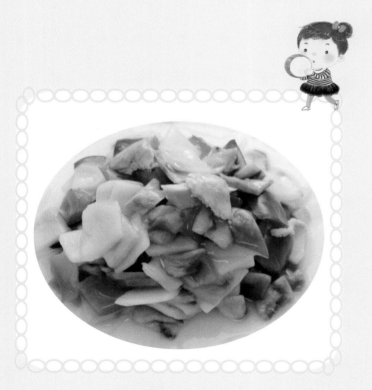

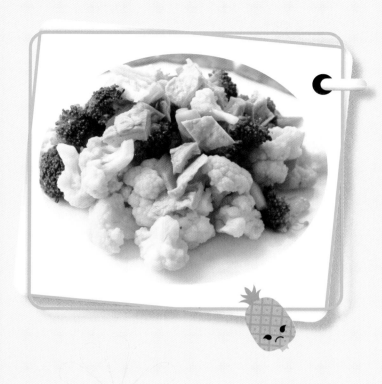

素鸡双花

用料用量

西兰花40克，菜花60克，素鸡10克，鲜香菇5克，大葱1克，花生油3克，盐0.5克。

制作方法

1. 西兰花、菜花掰成小朵，洗净，焯水备用；

2. 鲜香菇洗净，去蒂，切丁备用；

3. 素鸡切碎备用；

4. 大葱洗净，切丝备用；

5. 油八成热时放入葱，爆炒出香味，放入处理好的食材及少许盐，翻炒均匀至熟，出锅即成。

营养特点

富含优质蛋白质、多种维生素及微量元素等营养元素。

莴笋炒鸡蛋

用料用量

莴笋120克，胡萝卜10克，鸡蛋30克，素鸡5克，大葱1克，花生油5克，盐0.5克。

制作方法

1. 莴笋洗净，去皮，切丁备用；

2. 胡萝卜洗净，去皮，切丁，煸炒备用；

3. 素鸡切碎备用；

4. 大葱洗净，切丝备用；

5. 鸡蛋炒熟备用；

6. 油八成热时放入葱，爆炒出香味；放入处理好的食材及少许盐、翻炒均匀至熟，出锅即成。

营养特点

富含优质蛋白质、胡萝卜素、多种维生素、钾等营养元素。

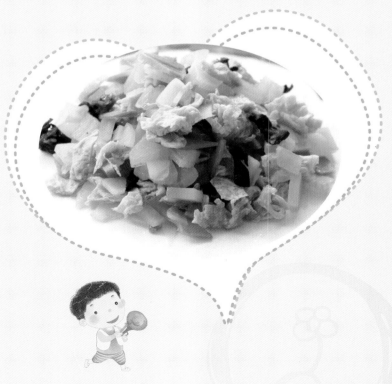

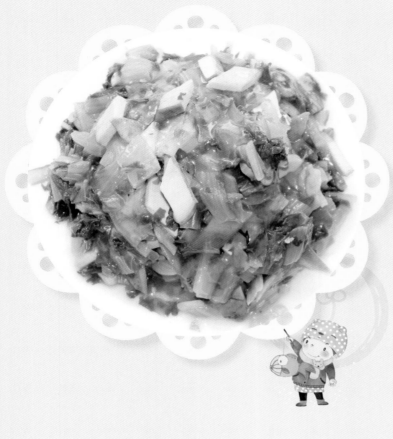

香干小白菜

用料用量

小白菜100克，香干15克，胡萝卜10克，大葱1克，花生油3克，盐0.5克。

制作方法

1. 小白菜择洗干净，切碎备用；

2. 大葱洗净，切丝备用；

3. 香干切碎备用；

4. 胡萝卜洗净，去皮，切片，煸炒备用；

5. 油八成热时放入葱，爆炒出香味，放入处理好的食材，加入少许盐，翻炒均匀至熟，出锅即成。

营养特点

富含优质蛋白质、钙、铁、多种维生素、胡萝卜素等营养元素。

白菜炖豆腐

用料用量

大白菜90克，北豆腐10克，胡萝卜5克，大葱1克，姜1克，花生油3克，盐0.5克。

制作方法

1. 大白菜洗净，切片备用；

2. 胡萝卜洗净，去皮，切丁，煸炒备用；

3. 豆腐切丁备用；

4. 葱姜洗净，切丝备用；

5. 油八成热时放入葱、姜，爆炒出香味，加入处理好的食材，翻炒至熟，撒少许盐，翻匀出锅即成 。

营养特点

富含优质蛋白质、钙、胡萝卜素、维生素C、膳食纤维等营养元素。

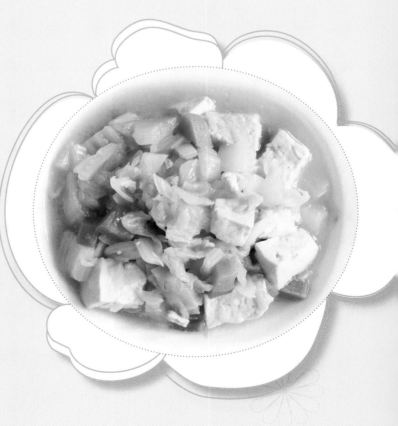

番茄菜花

用料用量

菜花90克，胡萝卜5克，番茄酱5克，绵白糖2克，大葱1克，花生油4克，盐0.5克。

制作方法

1. 菜花掰成小朵，洗净，焯水备用；

2. 胡萝卜洗净，去皮，切片，煸炒备用；

3. 大葱洗净，切丝备用；

4. 油八成热时放入葱，爆炒出香味，加入处理好的食材翻炒，倒入番茄酱、糖，烧至汁浓稠，撒少许盐翻匀，出锅即成。

营养特点

富含优质蛋白质、多种维生素及微量元素等营养元素。

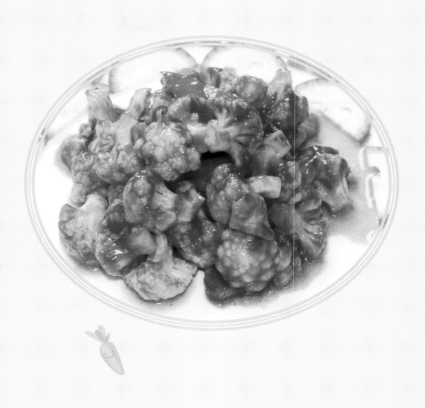

醋溜白菜

用料用量

大白菜110克，香醋2克，绵白糖1克，大葱1克，花生油3克，盐0.5克。

制作方法

1. 大白菜洗净，切小块备用；

2. 大葱洗净，切丝备用；

3. 油八成热时放入葱，爆炒出香味，放入大白菜翻炒，然后加入醋、糖以及少许盐，翻炒至熟，出锅即成。

营养特点

富含维生素C、钙、膳食纤维等营养元素。

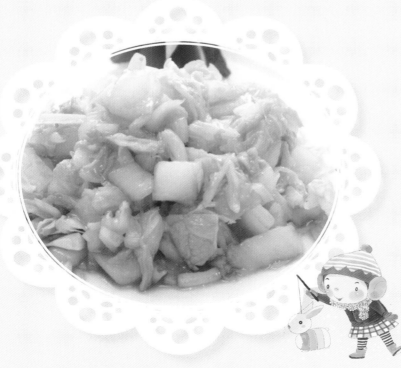

蚝油青豆菜花

用料用量

菜花100克，青豆5克，蚝油2克，大葱1克，花生油3克，盐0.5克。

制作方法

1. 菜花掰成小朵洗净，焯水备用；

2. 青豆洗净备用；

3. 大葱洗净，切丝备用；

4 油八成热时放入葱，爆炒出香味，放入处理好的食材翻炒，倒入蚝油翻匀，烧至汁浓稠，出锅即成。

营养特点

富含胡萝卜素、钙等营养元素。

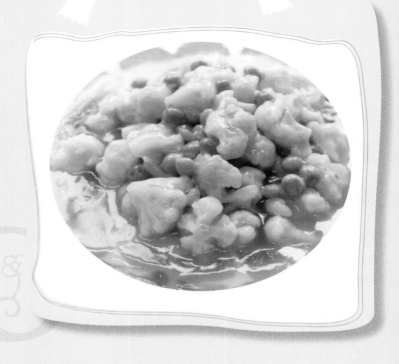

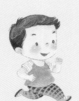

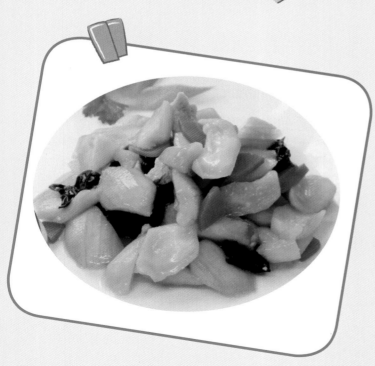

素烧丝瓜

用料用量

丝瓜100克，胡萝卜5克，黑木耳1克，素鸡5克，大葱1克，花生油3克，盐0.5克。

制作方法

1. 将丝瓜洗净，去皮，切片备用；

2. 胡萝卜洗净，去皮，切片，煸炒备用；

3. 黑木耳泡发，洗净，切碎备用；

4. 素鸡切碎备用；

5. 大葱洗净，切丝备用；

6. 油八成热时放入葱，爆炒出香味，加入处理好的食材，翻炒至熟，撒少许盐翻匀，出锅即成。

营养特点

富含优质蛋白质、铁、钙、磷、胡萝卜素、维生素C等营养元素。

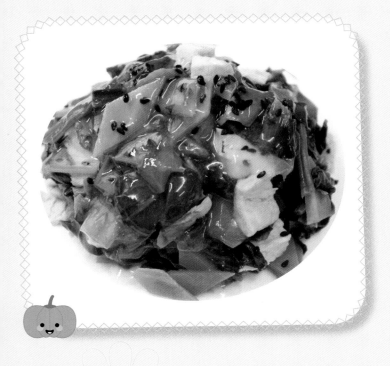

麻茸菠菜

用料用量

大葱1克，菠菜100克，胡萝卜10克，素鸡5克，粉丝3克，黑芝麻1克，木耳1克，花生油3克，盐0.5克。

制作方法

1. 大葱洗净，切丝备用；

2. 菠菜择洗干净，切碎，焯水备用；

3. 粉丝泡发至软，切段备用；

4. 胡萝卜洗净，切片，煸炒备用；

5. 素鸡切片；木耳泡发，洗净，切碎备用；

6. 黑芝麻淘洗干净，控水，炒熟；

7. 油八成热时放入葱，爆炒出香味，放入处理好的食材，翻炒至熟，撒少许盐翻匀，出锅即成。

营养特点

富含蛋白质、钙、铁、维生素C等营养元素。

双色冬瓜

用料用量

冬瓜110克，胡萝卜10克，木耳1克，大葱1克，花生油2克，盐0.5克。

制作方法

1. 冬瓜洗净，去皮去瓤，切丁备用；

2. 胡萝卜洗净，去皮，切丁油煸炒备用；

3. 木耳泡发，切碎备用；

4. 大葱洗净，切丝备用；

5. 油八成热时放入葱，爆炒出香味，放入处理好的食材，翻炒至熟，撒少许盐翻匀，出锅即成。

营养特点

富含钙、铁、磷、胡萝卜素等营养元素。

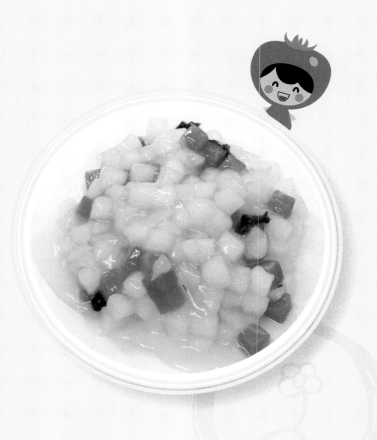

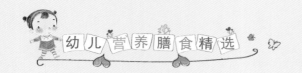
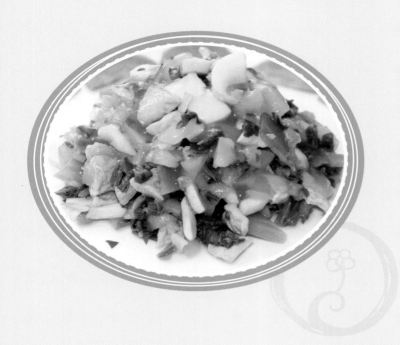

口蘑油菜

用料用量

油菜90克，口蘑5克，素鸡5克，胡萝卜3克，大葱1克，花生油3克，盐0.5克。

制作方法

1. 大葱洗净，切丝备用；

2. 油菜、口蘑去蒂，择洗干净，切碎备用；

3. 胡萝卜洗净，去皮，切丁，煸炒备用；

4. 素鸡切碎备用；

5. 油八成热时放入葱，爆炒出香味，放入处理好的食材及少许盐，翻炒均匀至熟，出锅即成。

营养特点

富含优质蛋白质、钙、维生素B2、维生素C、胡萝卜素等营养元素。

口蘑西葫芦

用料用量

西葫芦100克，胡萝卜10克，口蘑10克，大葱1克，花生油3克，盐0.5克。

制作方法

1. 西葫芦洗净，去皮去瓤，切丁备用；

2. 胡萝卜洗净，去皮，切丁，煸炒备用；

3. 口蘑洗净，切丁备用；

4. 油八成热时放入葱，爆炒出香味，放入处理好的食材及少许盐，翻炒均匀至熟，出锅即成。

营养特点

富含蛋白质、钙、铁、磷、钾、胡萝卜素、粗纤维等营养元素。

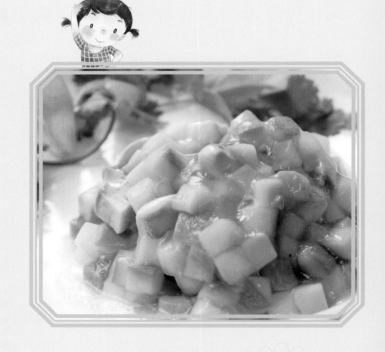

雪花虾皮

用料用量

鸡蛋20克，虾皮3克，花生油3克，盐0.3克。

制作方法

1. 鸡蛋打液备用；

2. 虾皮洗净备用；

3. 鸡蛋打散放入虾皮，撒少许盐，搅拌均匀；

4. 油八成热时将蛋液倒入锅中，炸至熟透，出锅控油即成。

营养特点

富含优质蛋白质、钙、铁、卵磷脂等营养元素。

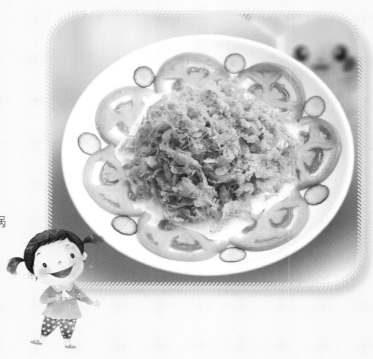

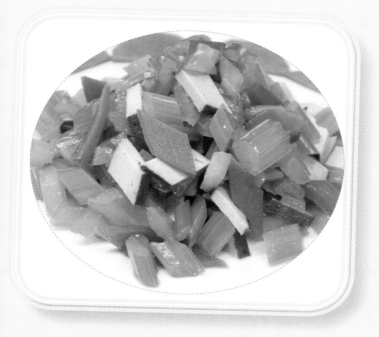

香干西芹

用料用量

西芹80克，香干5克，胡萝卜3克，大葱1克，花生油3克，盐0.5克。

制作方法

1. 西芹择洗干净，切碎备用；

2. 大葱洗净，切丝备用；

3. 香干切丁备用；

4. 胡萝卜洗净，去皮，切丁，煸炒备用；

5. 油八成热时放入葱，爆炒出香味，放入处理好的食材及少许盐，翻炒均匀至熟，出锅即成。

营养特点

富含优质蛋白质、钙、铁、多种维生素、粗纤维、胡萝卜素等营养元素。

海米木耳冬瓜

用料用量

冬瓜100克，海米3克，胡萝卜5克，木耳1克，大葱1克，花生油3克，盐0.5克。

制作方法

1. 冬瓜洗净，去皮去瓤，切丁备用；

2. 海米泡发至软备用；

3. 胡萝卜切丁备用；

4. 大葱洗净，切丝备用；

5. 木耳泡发，洗净，切碎备用；

6. 油八成热时放入葱，爆炒出香味，放入处理好的食材，翻炒至熟，倒入海米，撒上少许盐，翻炒均匀，出锅即成。

营养特点

富含蛋白质、钙、铁、维生素C等营养元素。

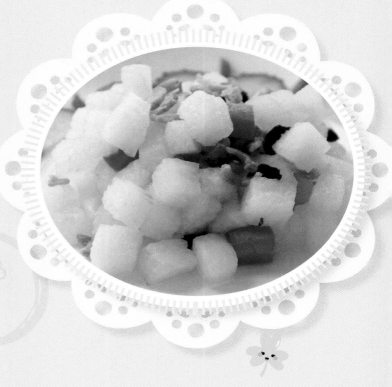

素鸡奶白菜

用料用量

奶白菜90克，胡萝卜10克，素鸡5克，木耳1克，大葱1克，花生油3克，盐0.5克。

制作方法

1. 奶白菜洗净，去皮，切碎备用；

2. 胡萝卜洗净，去皮，切丁，煸炒备用；

3. 素鸡切碎备用；

4. 木耳泡发，洗净，切碎备用；

5. 大葱洗净，切丝备用；

6. 油八成热时放入葱，爆炒出香味，放入处理好的食材及少许盐，翻炒均匀至熟，出锅即成。

营养特点

富含蛋白质、钙、铁、磷、多种维生素、胡萝卜素、粗纤维、钾等营养元素。

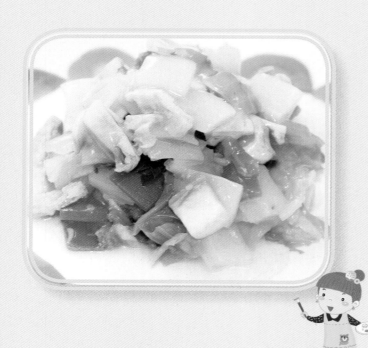

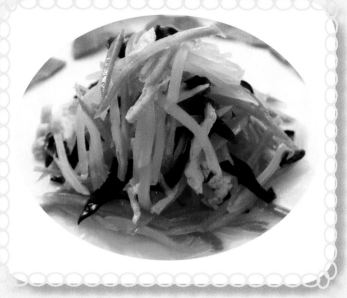

素烧莴笋丝

用料用量

莴笋120克，胡萝卜10克，素鸡10克，木耳1克，大葱1克，花生油3克，盐0.5克。

制作方法

1. 莴笋洗净，去皮，切丝备用；

2. 素鸡切丁备用；

3. 木耳泡发洗净，切碎备用；

4. 大葱洗净，切丝备用；

5. 胡萝卜洗净，去皮，切丝，煸炒备用；

6. 油八成热时放入葱，爆炒出香味，放入处理好的食材及少许盐，翻炒均匀至熟，出锅即成。

营养特点

富含蛋白质、钙、铁、维生素C等营养元素。

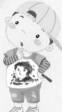

番茄土豆片

用料用量

土豆（马铃薯）80克，胡萝卜10克，番茄酱5克、绵白糖3克，花生油3克，盐0.5克。

制作方法

1. 土豆洗净，去皮，切片备用；

2. 胡萝卜洗净，去皮，切片，煸炒备用；

3. 油八成热时放入番茄酱煸炒，接着放入处理好的食材、糖及少许盐，翻炒均匀至熟，出锅即成。

营养特点

富含胡萝卜素、钾、维生素C等营养元素。

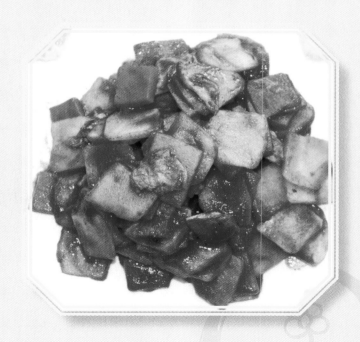

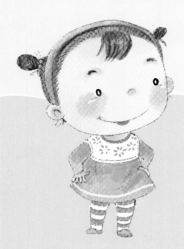

面点系列

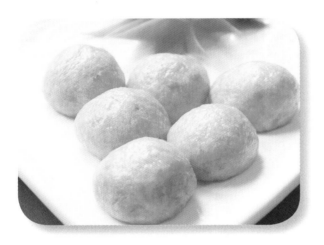

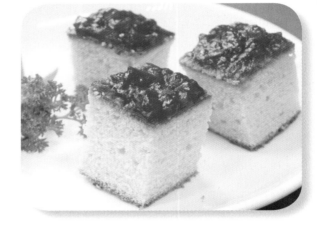

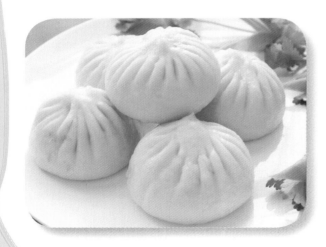

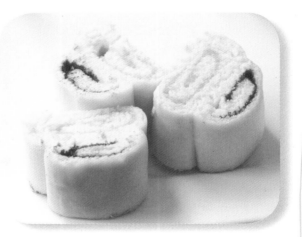

猪肉包子

用料用量

面粉55克，猪肉20克，虾仁10克，大葱10克，白萝卜70克，安琪酵母适量，盐1克。

制作方法

1. 在面粉中放入适量的干酵母、水，和成软硬适中的团，发酵备用；

2. 大葱洗净，切末备用；

3. 虾仁去沙线，洗净，切碎备用；

4. 白萝卜洗净，去皮，剁碎备用；

5. 将猪肉洗净，绞成肉馅，加入少许盐，顺着一个方向搅动，边搅边加入葱、生抽，搅打到肉馅上劲时，放入准备好的食材，搅拌均匀；

6. 面团饧好后，揉至光滑搓成长条，揪剂，压扁擀成中心厚边缘薄的包子皮，包入适量馅料，提褶成形，饧发30分钟；

7. 将包子生坯，放入蒸箱内，蒸20分钟即可。

营养特点

提供热能，富含优质蛋白质、钙、铁、锌、维生素C等营养元素。

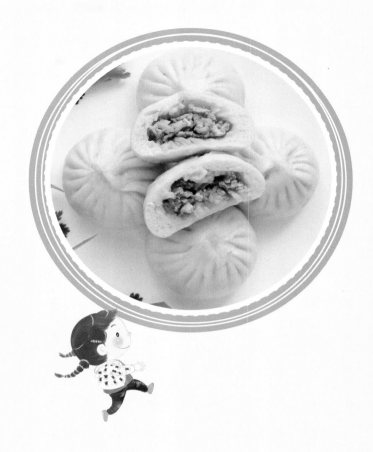

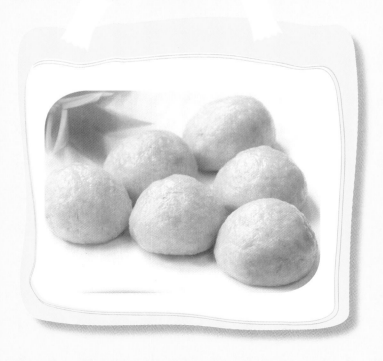

果味小馒头

用料用量

面粉15克，果珍1克，绵白糖1克，全脂甜奶粉1克，安琪酵母适量。

制作方法

1. 在面粉中放入适量的干酵母、奶粉、绵白糖、果珍、水，和成软硬适中的面团，发酵备用；

2. 将发好的面团揉匀，搓成长条，揪成剂子，将面剂子揉成圆形馒头，饧发30分钟；

3. 将饧好的果味小馒头生胚放入蒸箱，蒸20分钟即可。

营养特点

提供热能，富含钙等营养元素。

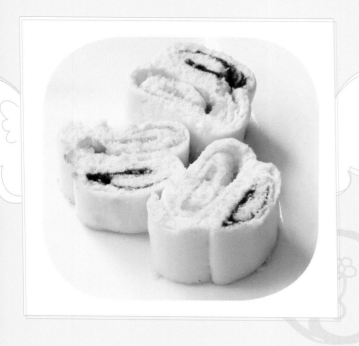

三色卷

用料用量

面粉13克，紫米面1克，玉米面1克，全脂甜奶粉1克，绵白糖1克，安琪酵母适量。

制作方法

1. 将面粉与糖、奶粉、酵母混合均匀，加温水和成软硬适中的面团，发酵备用；

2. 玉米面与紫米面分别与糖混合均匀，加温水和成玉米糊和紫米糊；

3. 将发好的白面团揉匀分成两块，擀成面片；

4. 在一片上面均匀抹上紫米面糊，卷成单筒；在另一片上面均匀抹上玉米面糊，卷成单筒；将两个单筒叠摞在一起，横切成形，饧发30分钟；

5. 将饧好的三色卷生胚放入蒸箱，蒸20分钟即可。

营养特点

提供热能，富含维生素E，铁、硒、锌等营养元素。

糖花卷

用料用量

面粉15克，红糖3克，全脂甜奶粉1克，安琪酵母适量。

制作方法

1. 在面粉中放入适量的干酵母、奶粉，加温水和成软硬适中的面团，发酵备用；

2. 将发好的面团揉匀，擀成片状；

3. 将红糖均匀抹在面片上，卷成单筒，用刀切成约2厘米宽的条状，将两小条拉伸对拧成麻花形，对翻后按压即成，饧发30分钟；

4. 将饧好的糖花卷生胚放入蒸箱，蒸20分钟即可。

营养特点

提供热能，富含钙、铁等营养元素。

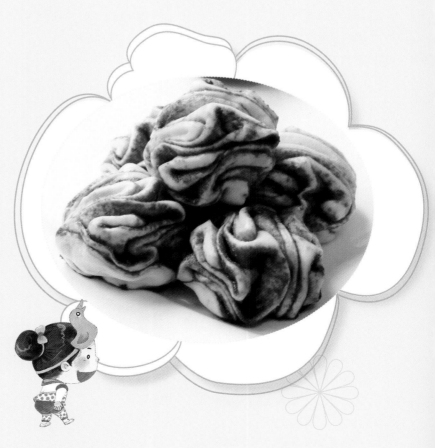

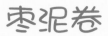

枣泥卷

用料用量

面粉15克, 无核金丝枣1克, 全脂甜奶粉1克, 安琪酵母适量。

制作方法

1. 在面粉中放入适量的干酵母、奶粉, 加温水和成软硬适中的面团, 发酵备用;

2. 无核金丝枣洗净, 泡发, 搅碎成泥备用;

3. 将发好的面团揉匀, 擀成片, 将枣泥均匀抹在面片上, 卷成单筒, 刀切成形, 饧发30分钟;

4. 将饧好的枣泥卷生胚放入蒸箱, 蒸20分钟即可。

营养特点

提供热能, 富含钙、铁等营养元素。

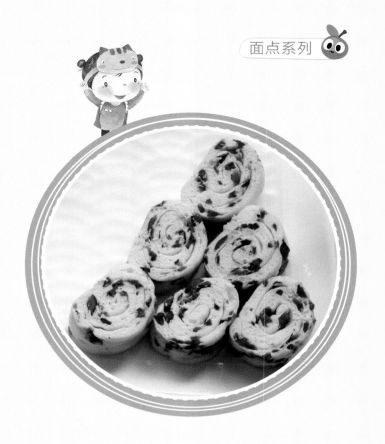

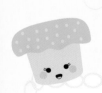

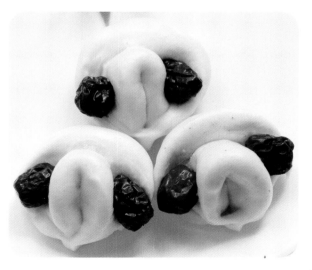

枣卷

用料用量

面粉15克, 无核金丝枣3克, 全脂甜奶粉1克, 安琪酵母适量。

制作方法

1. 在面粉中放入适量的干酵母、奶粉, 加温水和成软硬适中的面团, 发酵备用;

2. 无核金丝枣洗净, 泡发备用;

3. 将发好的面团揉匀, 擀成片, 将枣码放在面片上, 卷成单筒, 折叠成型, 饧发30分钟;

4. 将饧好的枣卷生胚放入蒸箱, 蒸20分钟即可。

营养特点

提供热能, 富含钙、铁等营养元素。

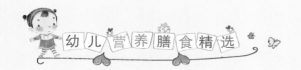
奶香饼

用料用量

面粉12克,玉米面3克,鸡蛋5克,全脂甜奶粉1克,安琪酵母适量。

制作方法

1. 鸡蛋打液备用;

2. 在面粉中放入适量的干酵母、玉米面、奶粉,加温水搅拌成糊状,放入蛋液,再次搅拌均匀,发酵备用;

3. 电饼铛底部达到适当温度后,在上面刷一层油,倒入和好的面液,摊成饼状,煎烙成型后,翻一面继续煎烙,烙至两面金黄即可。

营养特点

提供热能,富含优质蛋白质、钙、铁等营养元素。

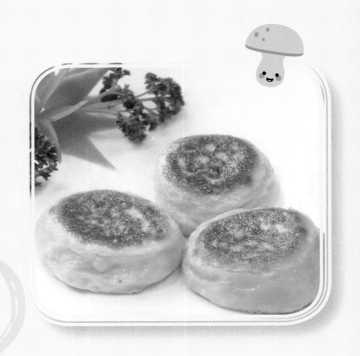

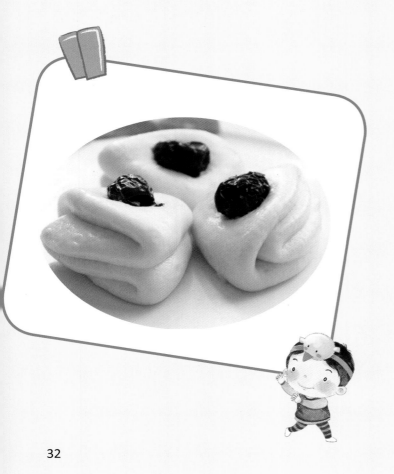

枣合页

用料用量

面粉15克,无核金丝枣2克,全脂甜奶粉1克,安琪酵母适量。

制作方法

1. 在面粉中放入适量的干酵母、奶粉,加温水和成软硬适中的面团,发酵备用;

2. 无核金丝枣洗净,泡发,切碎备用;

3. 将发好的面团揉匀,搓成长条,揪成剂子;

4. 将面剂子擀成面片,在面片的半边撒上切碎的枣粒,将另半边折叠过去,稍稍按压,然后再折叠一次,在折叠好的合页上方按上一颗枣,饧发30分钟;

5. 将饧好的枣合页生胚放入蒸箱,蒸20分钟即可。

营养特点

提供热能,富含钙、铁等营养元素。

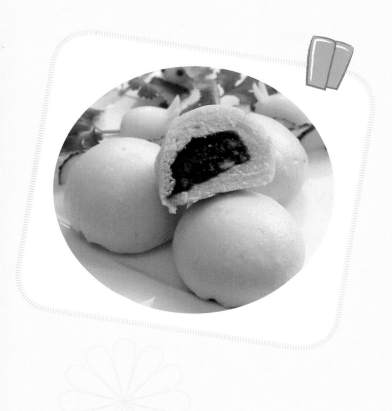

果仁豆沙包

用料用量

面粉45克, 红豆沙3克, 核桃仁（熟）2克, 黑芝麻2克, 全脂甜奶粉1克, 安琪酵母适量。

制作方法

1. 黑芝麻洗净, 控干备用;

2. 核桃仁压碎, 黑芝麻炒香, 加入红豆沙馅中, 搅拌均匀制成馅料备用;

3. 在面粉中放入适量的干酵母、奶粉, 加温水和成软硬适中的面团, 发酵备用;

4. 将发好的面团揉匀, 搓成长条, 揪成剂子,

5. 将面剂子压扁成中心厚边缘薄的圆片, 包入馅收紧口, 轻揉至表面光滑, 饧发30分钟;

6. 将饧好的果仁豆沙包生胚放入蒸箱, 蒸20分钟即可。

营养特点

提供热能, 含优质蛋白质、钙、锌、膳食纤维等营养元素。

腐乳卷

用料用量

面粉15克, 腐乳1克, 全脂甜奶粉1克, 安琪酵母适量。

制作方法

1. 在面粉中放入适量的干酵母、奶粉, 加温水和成软硬适中的面团, 发酵备用;

2. 腐乳调匀备用;

3. 将发好的面团揉匀, 擀成片, 将腐乳均匀抹在面片上, 卷成单筒, 横切成形, 饧发30分钟;

4. 将饧好的腐乳卷生胚放入蒸箱, 蒸20分钟即可。

营养特点

提供热能, 富含钙、铁等营养元素。

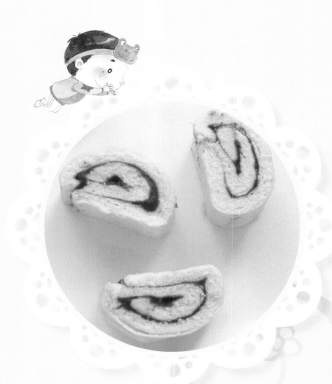

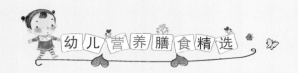

馅饼

用料用量

面粉55克，安琪酵母适量，猪肉（后臀尖）20克，圆白菜70克，鸡蛋20克，大葱3克，虾皮1克，花生油5克，芝麻油1克，生抽1毫升，盐1克。

制作方法

1. 在面粉中放入适量的干酵母，加温水和成软硬适中的面团，发酵备用；

2. 大葱剁碎备用；

3. 将猪肉洗净绞成肉馅，在肉馅中加入花生油、芝麻油、少许盐，顺一方向搅动，同时加入葱末、生抽，充分搅拌至粘稠；

4. 鸡蛋炒熟，剁碎备用；

5. 圆白菜洗净剁碎，挤干水分；

6. 将准备好的食材放入拌好的肉馅中，搅拌均匀；

7. 面团饧好后，揉至光滑，搓成长条，揪成剂子，将面剂子擀成中心厚边缘薄的面片，包入适量的馅料，提褶成形后按压成饼，饧发30分钟；

8. 电饼铛底部达到适当温度后，在上面刷一层油，放上馅饼煎烙，烙至两面金黄即可。

营养特点

提供热能，富含优质蛋白质、钙、铁、锌、维生素C等多种维生素。

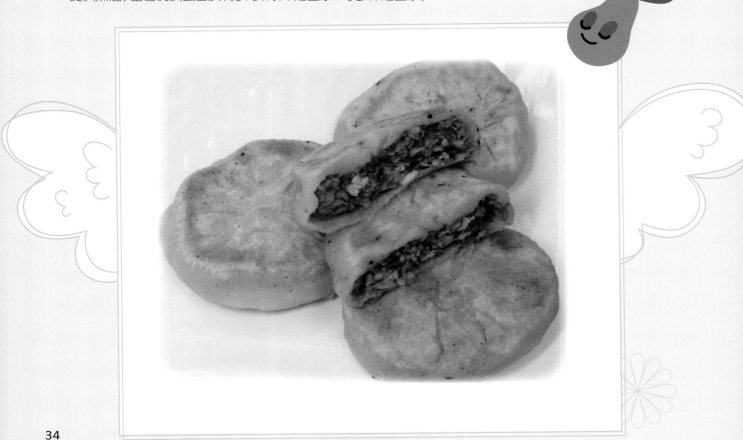

紫米卷

用料用量

面粉12克，紫米面2克，全脂甜奶粉1克，绵白糖1克，安琪酵母适量。

制作方法

1. 将面粉与糖、奶粉、酵母混合均匀，加温水和成软硬适中的面团，发酵备用；

2. 把紫米面与糖混合均匀，加温水和成面糊；

3. 将发好的面团揉匀，擀成面片，在上面均匀抹上紫米面糊，卷成单筒，横切成形，饧发30分钟；

4. 将饧好的紫米卷生胚放入蒸箱，蒸20分钟即可。

营养特点

提供热能，富含维生素E、铁、硒、锌等营养元素。

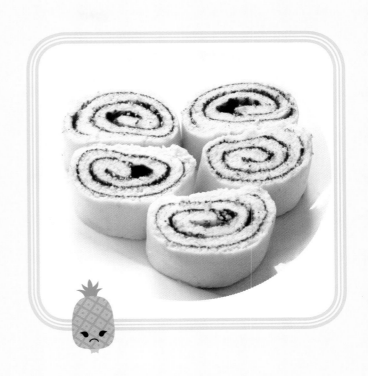

葱油花卷

用料用量

面粉15克，大葱1克，花生油1克，全脂甜奶粉1克，安琪酵母适量。

制作方法

1. 在面粉中放入适量的干酵母、奶粉，加温水和成软硬适中的面团，发酵备用；

2. 大葱洗净，切碎备用；

3. 将发好的面团揉匀，擀成面片；

4. 把花生油均匀抹在面片上，再在上面撒上葱末，卷成单筒，横切成2厘米宽的条状，将两小条拉伸对拧成麻花形，对翻后按压即成，饧发30分钟；

5. 将饧好的葱油花卷生胚放入蒸箱，蒸20分钟即可。

营养特点

提供热能，富含钙、铁、锌等营养元素。

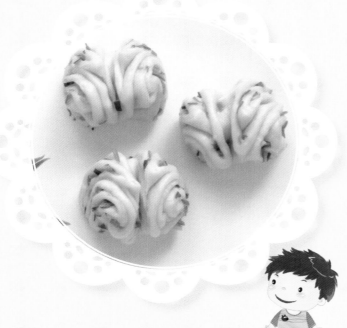

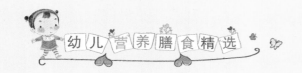
椒盐花卷

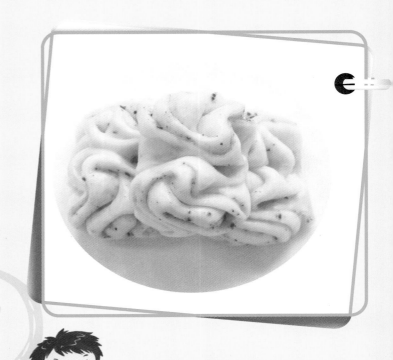

用料用量

面粉15克，花生油1克，全脂甜奶粉1克，花椒粉0.1克，盐0.1克，安琪酵母适量。

制作方法

1. 在面粉中放入适量的干酵母、奶粉，加温水和成软硬适中的面团，发酵备用；

2. 将发好的面团揉匀，擀成面片；

3. 把花生油均匀涂抹在面片上，再将花椒粉和盐均匀撒在上面，卷成单筒，横切成2厘米宽的条状，将两小条拉伸对拧成麻花形，对翻后按压即成，饧发30分钟；

4. 将饧好的椒盐花卷生胚放入蒸箱，蒸20分钟即可。

营养特点

提供热能，富含钙、铁、锌等营养元素。

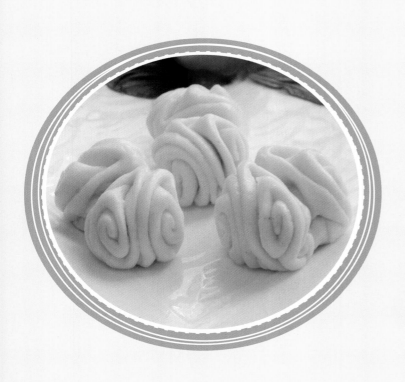

小花卷

用料用量

面粉15克，花生油1克，全脂甜奶粉1克，安琪酵母适量。

制作方法

1. 在面粉中放入适量的干酵母、奶粉，加温水和成软硬适中的面团，发酵备用；

2. 将发好的面团揉匀，擀成面片；

3. 将花生油均匀抹在面片上，卷成单筒，横切成2厘米宽的条状，将两小条拉伸对拧成麻花形，对翻后按压即成，饧发30分钟；

4. 将饧好的小花卷生胚放入蒸箱，蒸20分钟即可。

营养特点

提供热能，富含钙、铁等营养元素。

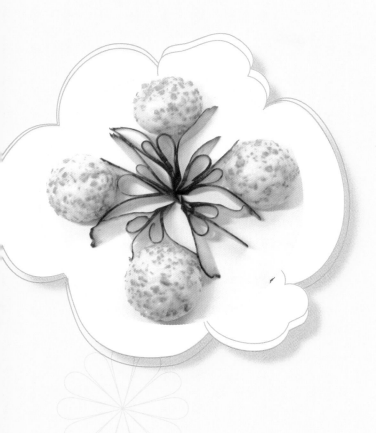

火腿馒头

用料用量

面粉15克，火腿肠5克，全脂甜奶粉1克，安琪酵母适量。

制作方法

1. 火腿肠切碎备用；

2. 将面粉、奶粉、火腿、酵母混合均匀，加温水和成软硬适中的面团，发酵备用；

3. 将发好的面团揉匀，搓成长条，揪成剂子，将面剂子揉成圆形馒头，饧发30分钟待用；

4. 将饧好的火腿馒头生胚放入蒸箱，蒸20分钟即可。

营养特点

提供热能，含优质蛋白质、钙、锌、铁等营养元素。

火腿卷

用料用量

面粉15克，火腿肠5克，全脂甜奶粉1克，安琪酵母适量。

制作方法

1. 将面粉、奶粉、酵母混合均匀，加温水和成软硬适中的面团，发酵备用；

2. 火腿肠切成条状备用；

3. 将发好的面团揉匀，搓成长条，揪成剂子，将面剂子揉成圆形馒头，揉至表面光滑，压扁成圆状，把火腿肠卷入面团，饧发30分钟待用；

4. 将饧好的火腿卷生胚放入蒸箱，蒸20分钟即可。

营养特点

提供热能，富含优质蛋白质、钙、锌、铁等营养元素。

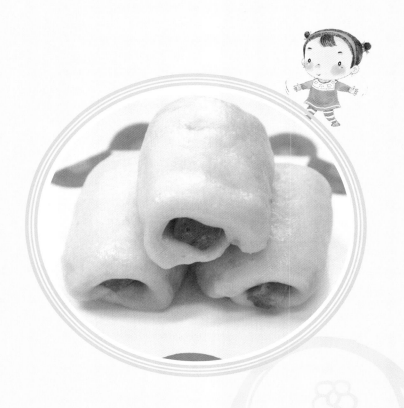

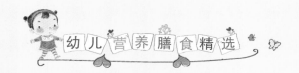
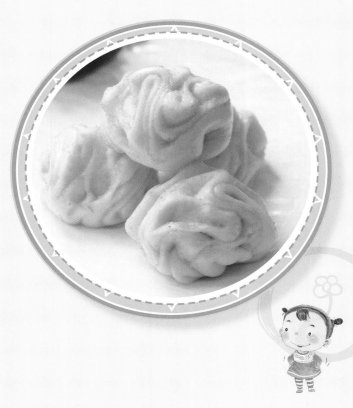

金银卷

用料用量

面粉12克，玉米面2克，全脂甜奶粉1克，绵白糖1克，安琪酵母适量。

制作方法

1. 面粉与糖、奶粉、酵母混合均匀，加温水和成软硬适中的面团，发酵备用；

2. 玉米面与糖混合均匀，加温水和成面糊；

3. 将发好的白面团揉匀，擀成面片，在上面均匀抹上玉米面糊，卷成单筒，横切成2厘米宽的条状，将两小条拉伸拧成麻花形，对翻后按压即成，饧发30分钟；

4. 将饧好的金银卷生胚放入蒸箱，蒸20分钟即可。

营养特点

提供热能，富含维生素E、铁、硒、锌、膳食纤维等营养元素。

蛋黄糕

用料用量

面粉15克，鸡蛋20克，绵白糖1克。

制作方法

1. 鸡蛋打入容器中，用打蛋器和糖混合在一起搅匀，打至泡发，筛入面粉（与鸡蛋比例1:5），搅拌均匀；

2. 在蒸盘上铺上油纸，将拌匀的蛋糕材料倒入蒸盘中，并将其刮平；

3. 将蒸盘放入蒸箱，蒸20分钟；

4. 出锅后稍晾，切成菱形即可。

营养特点

提供热能，富含优质蛋白质、铁等营养元素。

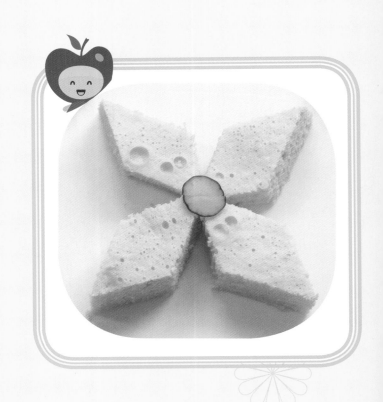

豆沙包

用料用量

面粉50克，红豆沙10克，全脂甜奶粉3克，安琪酵母适量。

制作方法

1. 在面粉中放入适量的干酵母、奶粉，加温水和成软硬适中的面团，发酵备用；

2. 将发好的面团揉匀，搓成长条，揪成剂子；

3. 将面剂子擀成中心厚边缘薄的圆片，包入豆沙馅收紧口，轻揉至表面光滑，饧发30分钟；

4. 将饧好的豆沙包生胚放入蒸箱，蒸20分钟即可。

营养特点

提供热能，富含优质蛋白质、钙、锌、膳食纤维等营养元素。

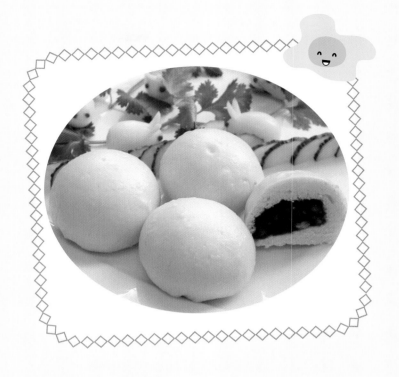

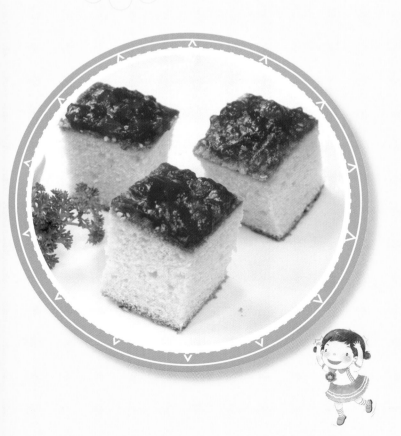

果酱蛋糕

用料用量

面粉15克，鸡蛋20克，绵白糖1克，草莓酱3克。

制作方法

1. 将鸡蛋打入容器中，用打蛋器和白糖混合一起搅匀，打至泡发，筛入面粉（与鸡蛋比例1：5），搅拌均匀；

2. 在烤盘上铺上油纸，倒入拌匀的蛋糕材料，并将其刮平；

3. 将烤盘放入烤箱，烤约25分钟；

4. 在烤好的蛋糕表面刷抹上草莓酱后，切成小块即可。

营养特点

提供热能，富含优质蛋白质、铁等营养元素。

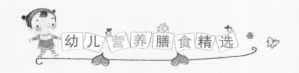

果料蛋糕

用料用量

面粉15克,鸡蛋20克,绵白糖2克,葡萄干1克,果脯1克,全脂甜奶粉1克,安琪酵母适量。

制作方法

1. 葡萄干洗净备用;

2. 果脯切碎备用;

3. 将鸡蛋打入容器中,用打蛋器和白糖混合一起搅匀,打至泡发,筛入面粉(与鸡蛋比例1:5),搅拌均匀;

4. 在烤盘上铺上油纸,倒入拌匀的蛋糕材料,并将其刮平;

5. 将蛋糕生胚放入烤箱,烤约5分钟后,把葡萄干和果脯均匀撒在蛋糕生胚上,再烤20分钟;

6. 将烤好的蛋糕切成小块即可。

营养特点

提供热能,富含蛋白质、铁、果胶等营养元素。

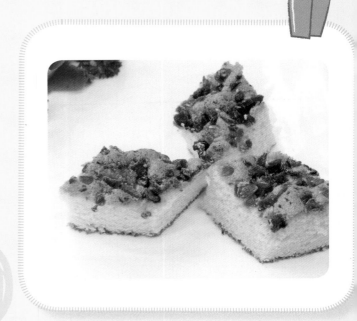

果料小窝头

用料用量

面粉42克,玉米面8克,绵白糖2克,葡萄干3克,果脯2克,无核小枣3克,全脂甜奶粉4克,安琪酵母适量。

制作方法

1. 葡萄干洗净,切碎备用;

2. 无核小枣洗净,切碎备用;

3. 将面粉、玉米面、糖、奶粉、酵母混合均匀,加温水和成软硬适中的面团,饧发30分钟;

4. 在发好的面团中加入葡萄干、果脯、小枣,揉匀,搓成长条,揪成剂子;

5. 将面剂子捏成上尖下圆、表面光滑、底部中间空的窝头,饧发30分钟;

6. 将饧好的窝头生胚放入蒸箱,蒸20分钟即可。

营养特点

提供热能,富含蛋白质、铁、钙、果胶等营养元素。

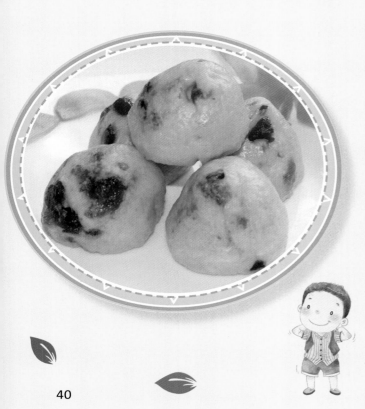

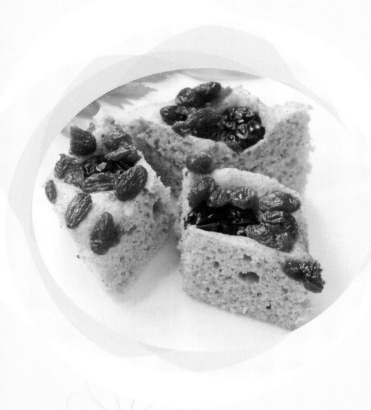

葡萄干枣糕

用料用量

面粉40克，紫米面10克，葡萄干3克，无核小枣3克，全脂甜奶粉1克，安琪酵母适量。

制作方法

1. 葡萄干洗净备用；

2. 无核小枣洗净，切碎备用；

3. 将面粉、紫米面与糖、奶粉、酵母混合均匀，加温水和成软硬适中的面团，饧发30分钟；

4. 将发好的面团揉成圆形，将葡萄干、枣均匀撒在圆面团上，略压扁放入蒸箱，蒸20分钟；

5. 将蒸好的葡萄干枣糕切成小块。

营养特点

提供热能，富含维生素E、铁、硒、锌等营养元素。

双色卷

用料用量

面粉13克，玉米面2克，全脂甜奶粉1克，绵白糖1克，安琪酵母适量。

制作方法

1. 面粉与糖、奶粉、酵母混合均匀，加温水和成软硬适中的面团，发酵备用；

2. 玉米面与糖混合均匀，加温水和成面糊；

3. 将发好的白面团揉匀，擀成面片，在上面均匀抹上玉米面糊，卷成单筒，横切成2厘米宽的卷子，饧发30分钟；

4. 将饧好的双色卷生胚放入蒸箱，蒸20分钟即可。

营养特点

提供热能，富含维生素E、铁、硒、锌、膳食纤维等营养元素。

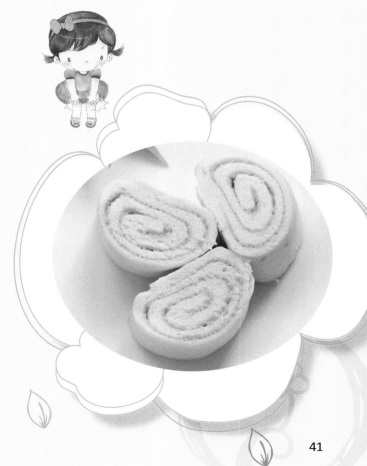

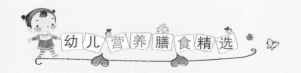

紫米花卷

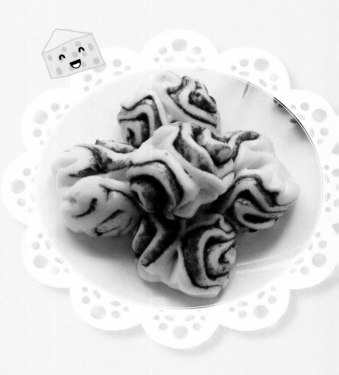

用料用量

面粉12克，紫米面3克，全脂甜奶粉1克，绵白糖1克，安琪酵母适量。

制作方法

1. 将面粉与糖、奶粉、酵母混合均匀，加温水和成软硬适中的面团，发酵备用；

2. 将紫米面与糖混合均匀，加温水和成面糊；

3. 将发好的白面团揉匀，擀成片，均匀抹上紫米面糊，卷成单筒，横切成2厘米宽的条状，将两小条拉伸对拧成麻花形，对翻后按压即成，饧发30分钟；

4. 将饧好的紫米花卷生胚放入蒸箱，蒸20分钟即可。

营养特点

提供热能，富含维生素E、铁、硒、锌等营养元素。

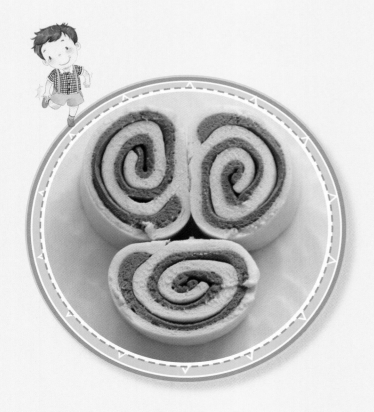

巧克力卷

用料用量

面粉15克，巧克力粉1克，全脂甜奶粉1克，绵白糖1克，安琪酵母适量。

制作方法

1. 在面粉中放入适量的干酵母、奶粉、糖，加温水和成软硬适中的面团，发酵备用；

2. 取出部分已和匀好的面团，加入巧克力粉再次和匀，发酵备用；

3. 将发好的两种面团揉匀，分别擀成片，叠在一起，卷成单筒，横切成形，饧发30分钟；

4. 将饧好的巧克力卷生胚放入蒸箱，蒸20分钟即可。

营养特点

提供必需热能，富含钙等营养元素。

草莓卷

用料用量

面粉15克，全脂甜奶粉1克，草莓酱1克，安琪酵母适量。

制作方法

1. 在面粉中放入适量的干酵母、奶粉、糖，加水和成软硬适中的面团，发酵备用；

2. 将发好的面团揉匀，擀成面片，在上面均匀抹上草莓酱，卷成单筒，横切成形2厘米宽的卷子，饧发30分钟；

3. 将饧好的草莓卷生胚放入蒸箱，蒸20分钟即可。

营养特点

提供热能，富含钙等营养元素。

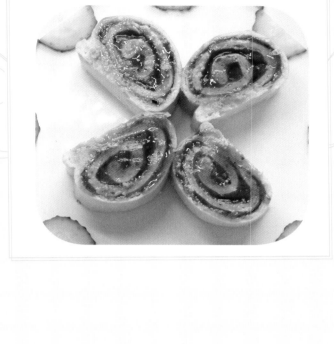

燕麦小馒头

用料用量

面粉12克，燕麦3克，全脂甜奶粉1克，绵白糖1克，安琪酵母适量。

制作方法

1. 将面粉、燕麦、糖、奶粉、酵母混合均匀，加温水和成软硬适中的面团，发酵备用；

2. 将发好的面团揉匀，搓成长条，揪成剂子，揉成圆形馒头，饧发30分钟；

3. 将饧好的燕麦小馒头生胚放入蒸箱，蒸20分钟即可。

营养特点

提供热能，富含维生素E、铁、硒、锌等营养元素。

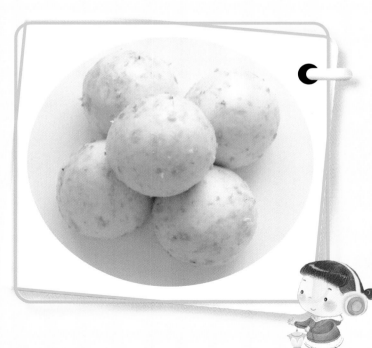

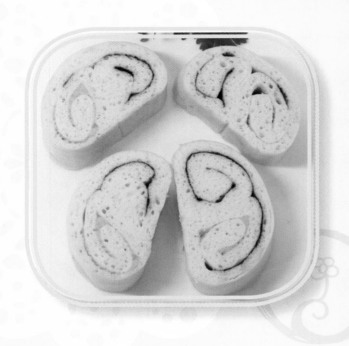

蝴蝶卷

用料用量

面粉12克，玉米面2克，紫米面1克，全脂甜奶粉1克，绵白糖1克，安琪酵母适量。

制作方法

1. 将面粉与糖、奶粉、酵母混合均匀，加温水和成软硬适中的面团，发酵备用；

2. 玉米面与紫米面分别与糖混合均匀，加温水和成玉米糊和紫米糊；

3. 将发好的白面团揉匀，擀成面片，一半均匀抹上玉米面糊卷起，另一半均匀抹上紫米面糊反向卷起，将两个小卷向中心收，翻过来成单筒，横切成形，饧发30分钟；

4. 将饧好的蝴蝶卷生胚放入蒸箱，蒸20分钟即可。

营养特点

提供热能，富含维生素E、铁、硒、锌、膳食纤维等营养元素。

奶黄包

用料用量

面粉45克，鸡蛋10克，鲜牛奶5毫升，绵白糖2克，全脂甜奶粉1克，黄油1克，安琪酵母适量。

制作方法

1. 鸡蛋和绵白糖混合后倒入牛奶，搅拌均匀，加入面粉快速搅拌，接着放入融化的黄油，搅拌后放入蒸箱，大火蒸，每隔5分钟搅拌一次，共蒸20分钟左右；

2. 自然冷却后凝固，搓成条状，均分成奶黄馅剂子；

3. 在面粉中放入适量的干酵母、奶粉，加温水和成软硬适中的面团，发酵备用；

4. 将发好的面团揉匀，搓成长条，揪成剂子；

5. 将面剂子压扁成中心厚边缘薄的圆片，包入馅料收紧口，轻揉至表面光滑，饧发30分钟；

6. 将饧好的奶黄包生胚放入蒸箱，蒸20分钟即可。

营养特点

提供热能，富含优质蛋白质、钙、锌、膳食纤维等营养元素。

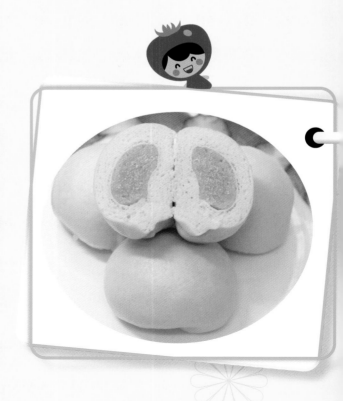

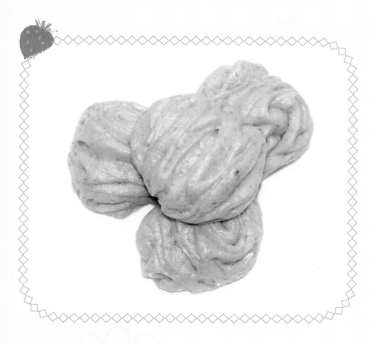

翡翠花卷

用料用量

面粉55克，全脂甜奶粉4克，菠菜3克，绵白糖1克，安琪酵母适量。

制作方法

1. 将菠菜择洗干净，切碎，用榨汁机榨出菜汁备用；

2. 在面粉中放入适量的干酵母、奶粉、绵白糖、菜汁，加水和成软硬适中的面团，发酵备用；

3. 将发好的面团揉匀，擀成片，卷成单筒，横切成2厘米宽的条状，将两小条拉伸对拧成麻花形，对翻后按压即成，饧发30分钟；

4. 将饧好的翡翠花卷生胚放入蒸箱，蒸20分钟即可。

营养特点

提供热能，富含优质蛋白质、钙等营养元素。

葱油鸡蛋饼

用料用量

面粉55克，大葱3克，鸡蛋10克，花生油1克，全脂甜奶粉1克，安琪酵母适量。

制作方法

1. 大葱洗净，切末备用；

2. 鸡蛋打液备用；

3. 在面粉中放入适量的干酵母、鸡蛋、奶粉，加温水和成较软的面团，发酵备用；

4. 将发好的面团揉匀，擀成片；

5. 将油、盐、葱末均匀撒在面片上，卷成单筒，横切成形，然后折叠数次擀匀；

6. 电饼铛底部达到适当度后，在上面刷一层油，放入擀好的面饼，煎烙成型后翻一面继续煎烙，烙至两面金黄即可；

7. 将烙好的葱油鸡蛋饼切成三角形状即可。

营养特点

提供热能，富含优质蛋白质、钙、铁等营养元素。

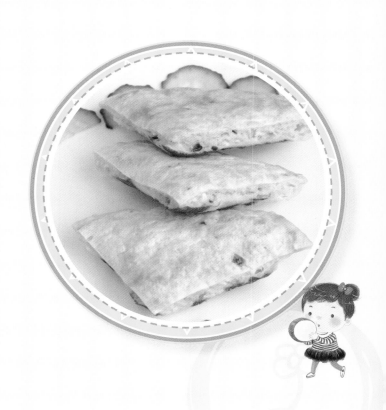

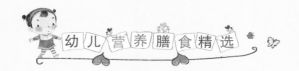

两层糕

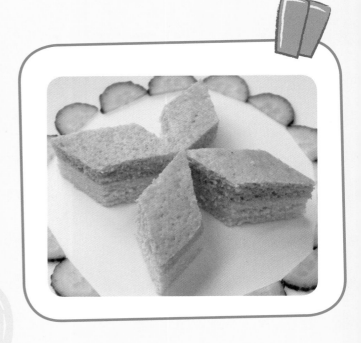

用料用量

面粉13克，玉米面2克，全脂甜奶粉1克，绵白糖1克，安琪酵母适量。

制作方法

1. 面粉与糖、奶粉、酵母混合均匀，加温水和成软硬适中的面团，发酵备用；

2. 玉米面与糖混合均匀，加温水和成面糊；

3. 将发好的面团揉匀，擀成面片，在上面均匀涂抹一层玉米面糊，均匀按压后用刀切成几何形状，饧发30分钟；

4. 将饧好的两层糕生胚放入蒸箱，蒸20分钟即可。

营养特点

提供热能，富含钙等营养元素。

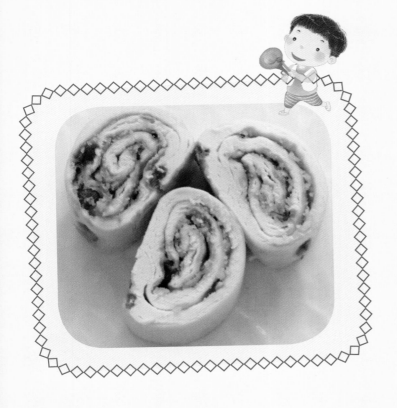

果仁卷

用料用量

面粉50克，核桃仁（熟）2克，黑芝麻2克，葡萄干2克，全脂甜奶粉1克，安琪酵母适量。

制作方法

1. 黑芝麻、葡萄干洗净，控水备用；

2. 核桃仁压碎，黑芝麻炒香，加入葡萄干搅拌均匀制成馅备用；

3. 在面粉中放入适量的干酵母、奶粉，加温水和成软硬适中的面团，发酵备用；

4. 将发好的面团揉匀，擀成片，均匀撒上果仁馅料，卷成单筒，横切成形，饧发30分钟；

5. 将饧好的果仁卷生胚放入蒸箱，蒸20分钟即可。

营养特点

提供热能，含优质蛋白质、钙、锌、膳食纤维等营养元素。

杂粮包

用料用量

面粉42克，玉米面4克，小米面4克，红豆沙8克，全脂甜奶粉4克，安琪酵母适量。

制作方法

1. 将面粉、玉米面、小米面混合，放入适量的干酵母、奶粉，加温水和成软硬适中的面团，发酵备用；

2. 将发好的面团揉匀，搓成长条，揪成剂子；

3. 将面剂子压扁成中心厚边缘薄的圆片，包入馅收紧口，轻揉至表面光滑，饧发30分钟。

4. 将饧好的杂粮包生胚放入蒸箱，蒸20分钟即可。

营养特点

提供热能，含钙、锌、膳食纤维等营养元素。

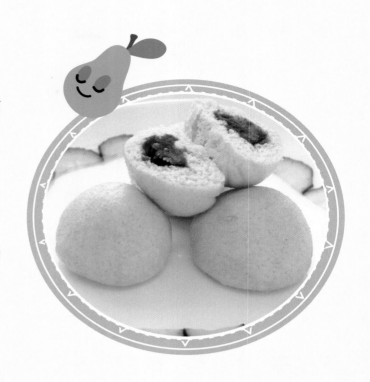

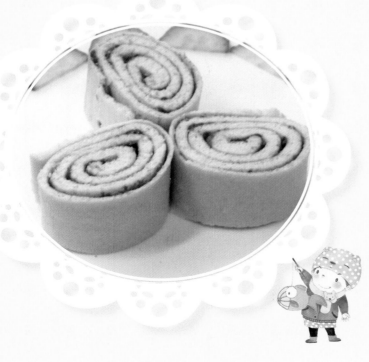

麻酱卷

用料用量

面粉50克，麻酱8克，全脂甜奶粉1克，红糖2克，安琪酵母适量。

制作方法

1. 芝麻酱、红糖，加适量的水调稀备用；

2. 在面粉中放入适量的干酵母、奶粉，加温水和成软硬适中的面团，发酵备用；

3. 将发好的面团揉匀，擀成面片，将调好的芝麻酱均匀抹在面片上，卷成单筒，横切成形，饧发30分钟；

4. 将饧好的麻酱卷生胚放入蒸箱，蒸20分钟即可。

营养特点

提供热能，富含钙、锌、铁膳食纤维等营养元素。

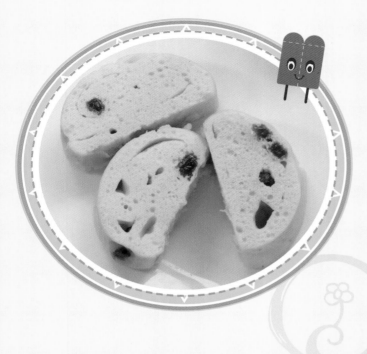

提子蛋卷

用料用量

面粉15克，提子干1克，鸡蛋5克，全脂甜奶粉1克，安琪酵母适量。

制作方法

1. 葡萄干洗净，控水备用；

2. 鸡蛋打液备用；

3. 在面粉中放入适量干酵母、蛋液、奶粉、提子干，加温水和成软硬适中的的面团，发酵备用；

4. 将发好的面团揉匀，擀成面片，卷成单筒，横切成形，饧发30分钟；

5. 将饧好的提子蛋卷生胚放入蒸箱，蒸20分钟即可。

营养特点

提供热能，富含优质蛋白质、钙、铁等营养元素。

水饺

用料用量

面粉55克，猪肉20克，虾仁20克，鸡蛋10克，胡萝卜60克，香菇3克，黑木耳0.5克，大葱5克，花生油3克，芝麻油1克。

制作方法

1. 面粉中加入适量的凉水和匀，将面团揉至光滑，饧发约30分钟；

2. 大葱洗净，剁碎备用；

3. 虾仁去沙线，洗净，切碎备用；

4. 胡萝卜洗净，去皮，擦丝备用；

5. 木耳泡发洗净，切碎；香菇去蒂，择洗干净，切碎备用；

6. 将猪肉洗净绞成肉馅，肉馅顺着一个方向搅动，加入葱、生抽、盐、芝麻油、花生油，搅打到肉馅上劲时，放入准备好的食材，搅拌均匀；

7. 将饧好的面团揉至光滑，搓成长条，揪成剂子，压扁，擀成中心厚边缘薄的饺子皮，包入适量馅料，捏成饺子；

8. 在锅中放足量的水，烧开后放入饺子，煮熟捞出即可。

营养特点

提供热能，富含优质蛋白质、钙、铁、锌、维生素C等多种营养元素。

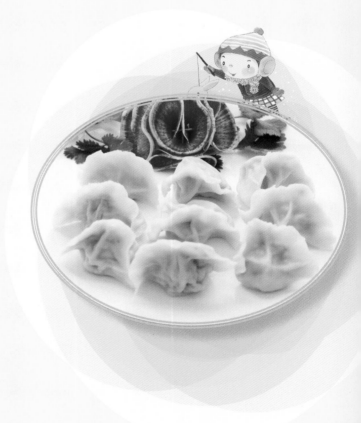

豆沙卷

用料用量

面粉15克，红豆沙3克，全脂甜奶粉1克，安琪酵母适量。

制作方法

1. 在面粉中放入适量的干酵母、奶粉，加温水和成软硬适中的面团，发酵备用；

2. 将发好的面团揉匀，擀成面片，在上面均匀抹一层红豆沙，卷成单筒，横切成形，饧发30分钟；

3. 将饧好的豆沙卷生胚放入蒸箱，蒸20分钟即可。

营养特点

提供热能，富含钙、铁、锌等营养元素。

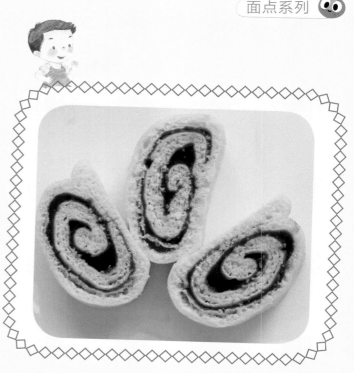

四色虾仁鲜汁面

用料用量

面粉55克，猪肉（后臀尖）10克，虾仁10克，鸡蛋15克，西兰花40克，香菇5克，胡萝卜5克，素鸡5克，西红柿20克，花生油3克，大葱1克，生抽1毫升，盐0.5克。

制作方法

1. 面粉加水和成软硬适中的面团，将面团揉匀压成面条；

2. 虾仁去沙线，洗净备用；

3. 西兰花洗净，切碎；大葱洗净，切末备用；

4. 胡萝卜洗净，去皮，切碎，煸炒备用；

5. 西红柿洗净，切丁备用；

6. 香菇泡发，去蒂备用；

7. 猪肉洗净，切成肉末备用；

8. 鸡蛋打液备用；

9. 油八成热时，放入肉末煸炒至散，加入葱，炒香，烹入生抽，加入处理好的食材及少许盐翻炒，加水大火烧开，改小火煮熟，将蛋液打入锅中，勾芡成卤；

10. 面条煮熟捞出，加卤拌匀即成。

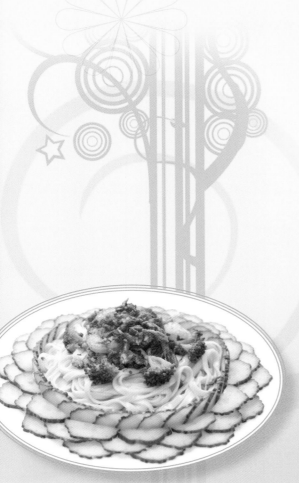

营养特点

提供热能，富含优质蛋白质、卵磷脂、钙、铁等营养元素。

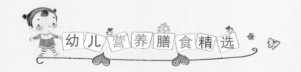
炸酱面

用料用量

面粉55克，猪肉（后臀尖）20克，豆腐干10克，鸡蛋10克，香菇2克，干黄酱4克，大葱1克，花生油4克。

菜码：黄瓜20克，胡萝卜20克，圆白菜20克。

制作方法

1. 面粉加水和成软硬适中的面团，将面团揉匀压成面条；

2. 干黄酱加水调稀备用；

3. 豆腐干切丁备用；

4. 香菇泡发，去蒂；大葱洗净，切末备用；

5. 猪肉洗净，切成肉丁备用；

6. 鸡蛋炒熟，切碎备用；

7. 油八成热时，放入肉丁，煸炒至散盛出备用；

8. 锅中留底油，放入葱，爆炒出香味，倒入调好的干黄酱，小火煸炒出酱香，再放入肉末、豆干、香菇、鸡蛋和少许水，翻炒至酱肉融合粘稠，出锅即可；

9. 黄瓜洗净，切丝；胡萝卜洗净，去皮，切丝，焯水备用；

10. 圆白菜洗净，切丝，焯水备用；

11. 面条煮熟捞出，放上切好的黄瓜、胡萝卜、圆白菜和酱，拌匀即可。

营养特点

提供热能，富含优质蛋白质、钙、铁等营养元素。

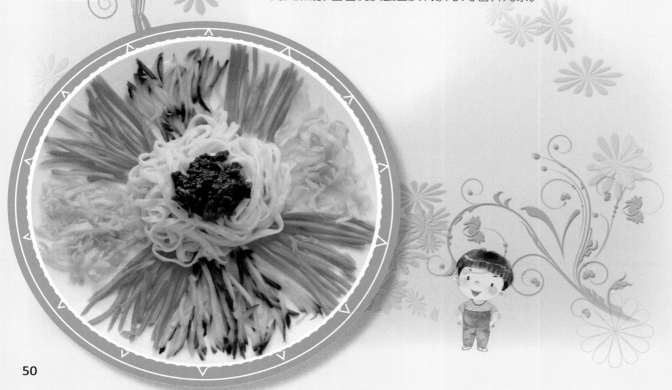

米饭系列

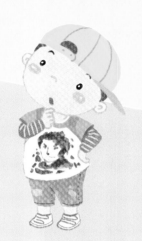

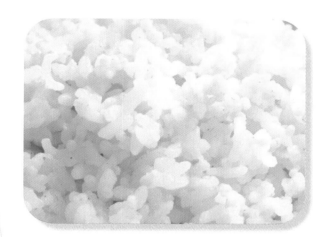

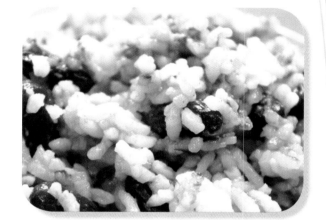

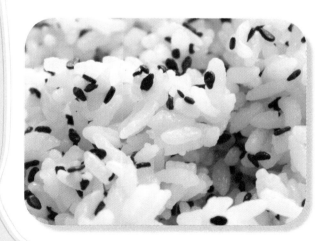

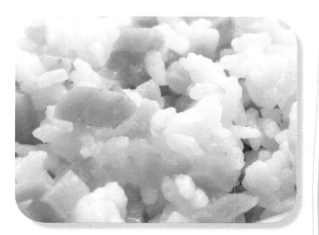

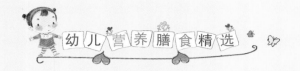

紫米饭

用料用量

大米45克，紫米5克。

制作方法

将大米、紫米淘洗干净，浸泡20分钟，加适量的水，上屉蒸30分钟即可。

营养特点

提供热能，富含铁等营养元素。

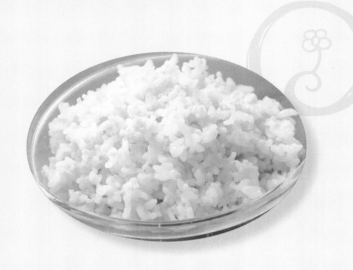

金银饭

用料用量

大米45克，小米5克。

制作方法

将大米、小米淘洗干净，浸泡20分钟，加适量的水，上屉蒸30分钟即可。

营养特点

提供热能，富含维生素B_1等营养元素。

红豆饭

用料用量

大米45克，红小豆5克。

制作方法

1. 红小豆洗净，浸泡20分钟，高压锅煮20分钟；

2. 大米淘洗干净，加适量的水及焖熟的红豆，上屉蒸30分钟即可。

营养特点

提供热能，含优质蛋白、叶酸、铁、膳食纤维等营养元素。

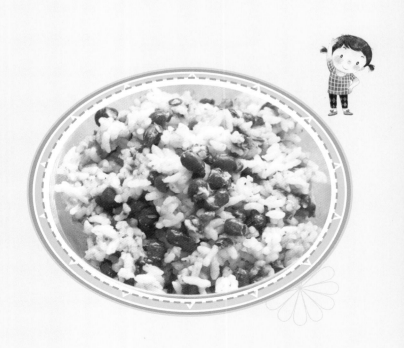

红枣米饭

用料用量

大米45克，无核小枣5克。

制作方法

1. 无核小枣洗净备用；

2. 大米淘洗干净，加小枣及适量的水，上屉蒸30分钟即可。

营养特点

提供热能，富含钙、维生素B$_1$、维生素B$_2$、多种维生素等营养元素。

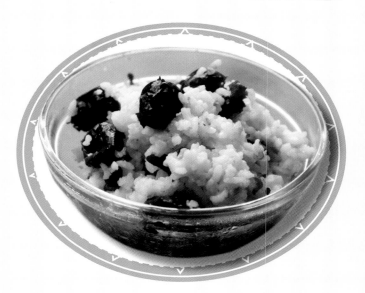

薏仁米饭

用料用量

大米45克，薏仁5克。

制作方法

将大米、薏仁淘洗干净，浸泡20分钟，加适量的水，上屉蒸30分钟即可。

营养特点

提供热能，富含蛋白质、维生素B$_1$、维生素B$_2$等营养元素。

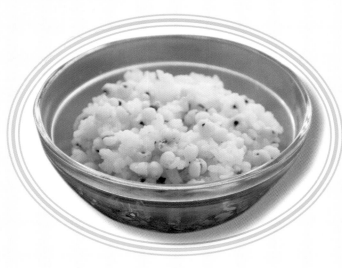

绿豆米饭

用料用量

大米45克，绿豆5克。

制作方法

1. 绿豆洗净，浸泡20分钟，用高压锅煮20分钟；

2. 大米淘洗干净，加适量的水及煮过的绿豆，上屉蒸30分钟即可。

营养特点

提供热能，含优质蛋白质、维生素B$_1$、维生素B$_2$、多种维生素等营养元素。

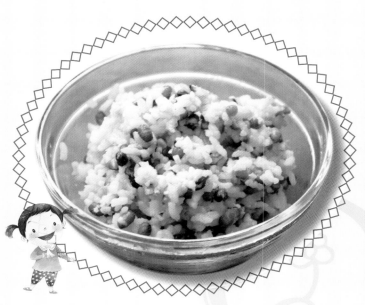

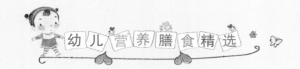
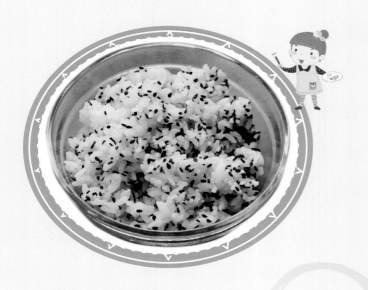

黑芝麻米饭

用料用量

大米50克，黑芝麻2克。

制作方法

将大米、黑芝麻淘洗干净，加适量的水，上屉蒸30分钟即可。

营养特点

提供热能，富含蛋白质、钙、维生素B_1、维生素B_2、多种维生素等营养元素。

红薯米饭

用料用量

大米45克，红薯10克。

制作方法

1. 红薯洗净去皮洗净，切丁备用；

2. 大米淘洗干净，加薯丁及适量的水，上屉蒸30分钟即可

营养特点

提供热能，富含钙、维生素B_1、维生素B_2、粗纤维、多种维生素等营养元素。

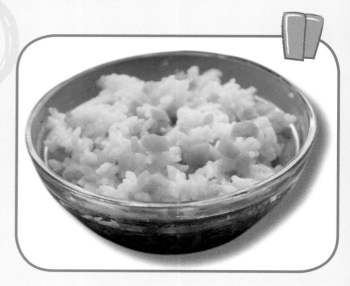

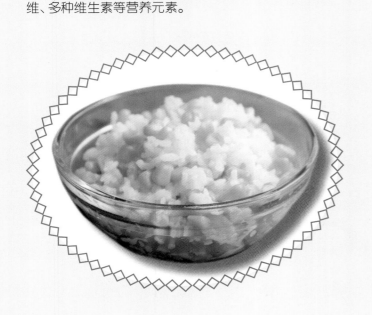

玉米粒米饭

用料用量

大米45克，玉米粒10克。

制作方法

将大米、玉米粒淘洗干净，加适量的水，上屉蒸30分钟即可。

营养特点

提供热能，富含蛋白质、维生素B_1、维生素B_2、粗纤维等营养元素。

芸豆米饭

用料用量

大米45克,芸豆5克。

制作方法

1. 芸豆洗净,浸泡20分钟,放入高压锅内煮20分钟;

2. 大米淘洗干净,加适量的水及煮好的芸豆,上屉蒸30分钟即可。

营养特点

提供热能,富含蛋白质、维生素B1、维生素B2等营养元素。

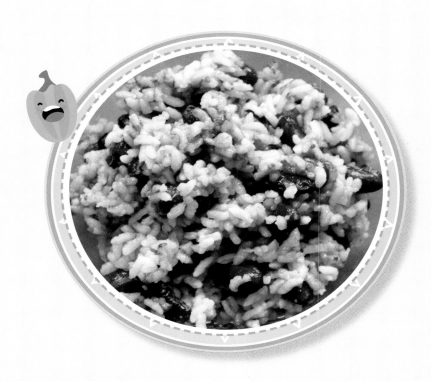

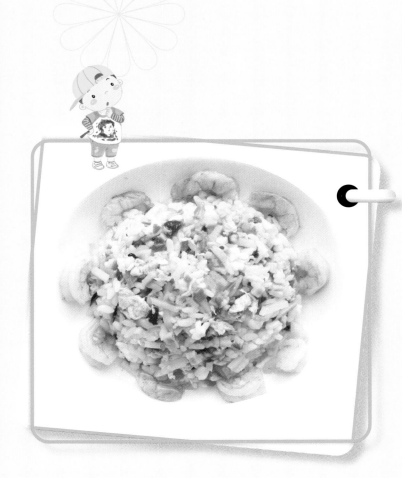

童趣小炒饭

用料用量

大米50克,火腿肠20克,虾仁10克,鸡蛋10克,胡萝卜20克,土豆20克,黄瓜40克,花生油4克,盐0.3克。

制作方法

1. 将大米淘洗干净,加适量水上屉蒸熟备用;

2. 火腿肠切丁备用;黄瓜洗净,切丁备用;

3. 虾仁去沙线,洗净,切丁备用;

4. 胡萝卜、土豆,去皮切丁,煸炒备用;

5. 鸡蛋炒熟备用,

6. 油八成热时放入葱,爆炒出香味,放入虾仁翻炒几下后加入米饭,再放入处理好的食材和少许盐,翻炒至熟;

7. 加入蒸熟的米饭,翻炒均匀即成。

营养特点

提供热能,富含优质蛋白质、卵磷脂、钙、铁、锌、胡萝卜素等营养元素。

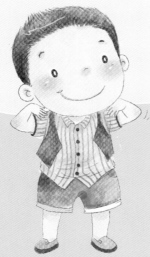

汤粥系列

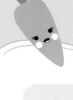

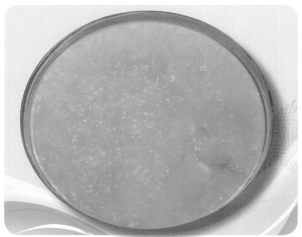

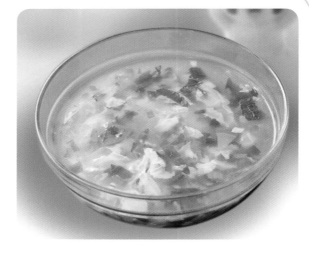

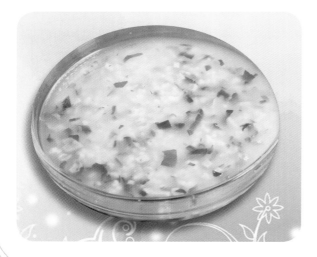

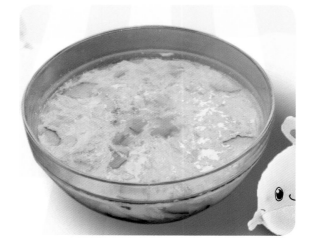

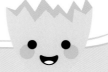

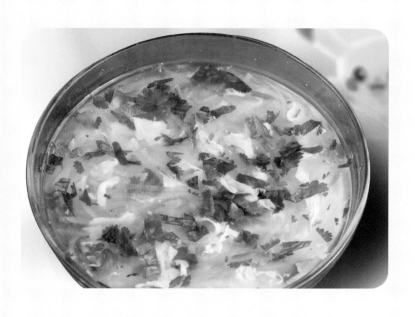

银丝汤

用料用量

白萝卜10克，鸡蛋10克，干淀粉0.2克，香菜1克，芝麻油0.5克，盐0.2克。

制作方法

1. 白萝卜洗净，去皮，切丝备用；

2. 鸡蛋打液备用；

3. 香菜择洗干净，切碎备用；

4. 水开后放入白萝卜丝，煮熟后勾薄芡，将鸡蛋搅入锅成蛋花状，放入香菜和少许盐，淋芝麻油即可。

营养特点

富含膳食纤维、钙、铁、锌等营养元素。

菠菜粉丝蛋花汤

用料用量

菠菜10克，鸡蛋10克，粉丝1克，干淀粉0.2克，芝麻油0.5克，盐0.2克。

制作方法

1. 菠菜择洗干净，焯水，切段备用；

2. 鸡蛋打液备用；

3. 粉丝泡发，切段备用；

4. 水开后放入菠菜、粉丝，勾薄芡，鸡蛋液搅入锅中成蛋花状，撒入少许盐，淋芝麻油即可。

营养特点

富含胡萝卜素、维生素C、钙、铁等营养元素。

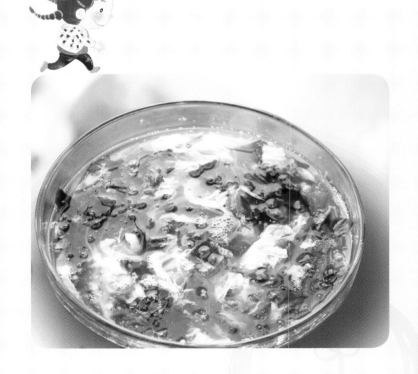

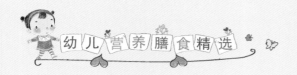

黄瓜鸡蛋汤

用料用量

黄瓜10克,鸡蛋10克,干淀粉0.2克,芝麻油0.5克,盐0.2克。

制作方法

1. 黄瓜洗净,切薄片备用;

2. 鸡蛋打液备用;

3. 水开后放入黄瓜,勾薄芡,将鸡蛋液搅入锅中成蛋花状,放少许盐,淋芝麻油即可。

营养特点

富含维生素C、胡萝卜素、钙等营养元素。

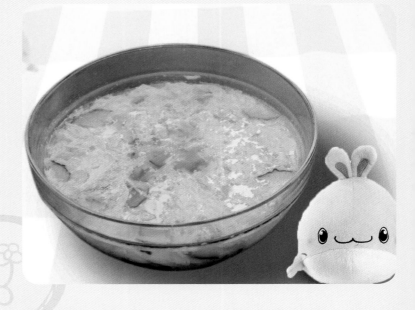

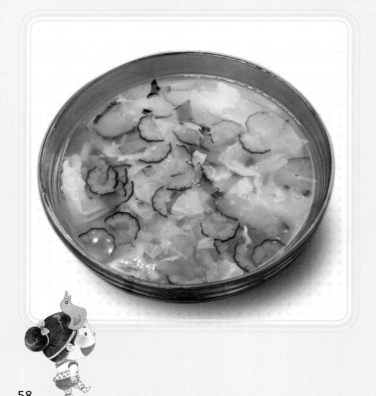

木须汤

用料用量

黄瓜10克,鸡蛋10克,木耳0.5克,黄花菜0.5克,干淀粉0.2克,芝麻油0.5克,盐0.2克。

制作方法

1. 黄瓜洗净,去皮,切薄片备用;

2. 鸡蛋打液备用;

3. 木耳、黄花菜泡发,洗净,焯水后切碎备用;

4. 水开后放入木耳、黄花菜煮熟,再放入黄瓜,勾薄芡,鸡蛋充分打散,搅入锅成蛋花状,淋芝麻油即可。

营养特点

富含胡萝卜素、钙、铁等营养元素。

紫菜蛋花汤

用料用量

紫菜0.5克，鸡蛋10克，干淀粉0.2克，芝麻油0.5克，盐0.2克。

制作方法

1. 鸡蛋打液备用；

2. 水开后放入紫菜，勾薄芡，将鸡蛋液搅入锅成蛋花状，撒少许盐，淋入芝麻油即可。

营养特点

富含维生素A、胡萝卜素、钙、铁等营养元素。

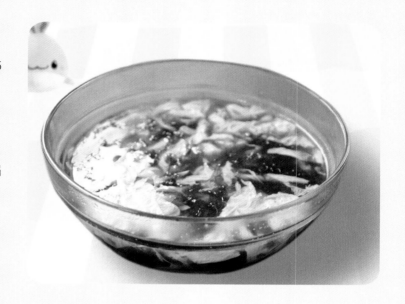

小白菜蛋汤

用料用量

小白菜10克，鸡蛋10克，胡萝卜1克，干淀粉0.2克，芝麻油0.5克，盐0.2克。

制作方法

1. 小白菜择洗干净，切碎备用；

2. 胡萝卜洗净，去皮，切小薄片备用；

3. 鸡蛋打液备用；

4. 水开后放入胡萝卜煮熟，放入小白菜，勾薄芡，将鸡蛋液搅入锅成蛋花状，撒少许盐，淋入芝麻油即可。

营养特点

富含维生素C、胡萝卜素等营养元素。

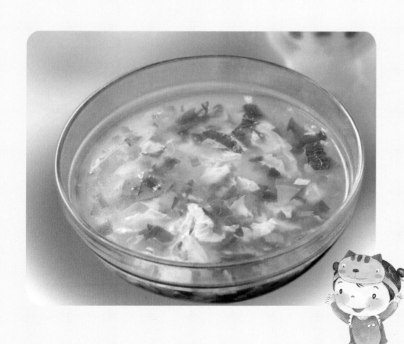

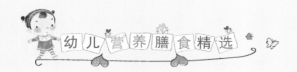

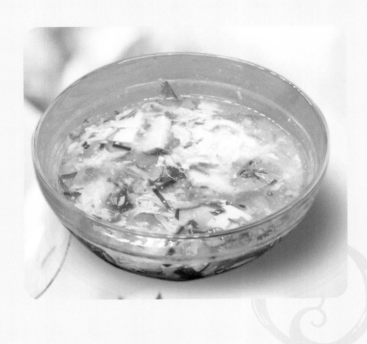

海带豆腐蛋汤

用料用量

海带1克，豆腐10克，鸡蛋10克，干淀粉0.2克，芝麻油0.5克，盐0.2克。

制作方法

1. 海带丝泡发，洗净备用；

2. 豆腐切小块备用；

3. 鸡蛋打液备用；

4. 锅内加适量的水，大火烧开，放入备好的食材煮熟，勾薄芡，鸡蛋搅入锅中成蛋花状，撒少许盐，淋入芝麻油即可。

营养特点

富含蛋白质、钙、铁、锌等营养元素。

西红柿柳叶蛋花汤

用料用量

面粉10克，西红柿10克，鸡蛋10克，芝麻油0.2克，盐0.3克。

制作方法

1. 面粉加适量的水，和成软硬适中的面团，饧约1小时；

2. 西红柿洗净，切碎备用；

3. 鸡蛋打液备用；

4. 饧好的面团放入压面机压成薄片，切成柳叶大片备用；

5. 锅内加适量的水，大火烧开，放入备好的食材煮熟，蛋液搅入锅中成蛋花状，撒少许盐，淋入芝麻油即可。

营养特点

富含优质蛋白、维生素A、维生素C、钙、铁等营养元素。

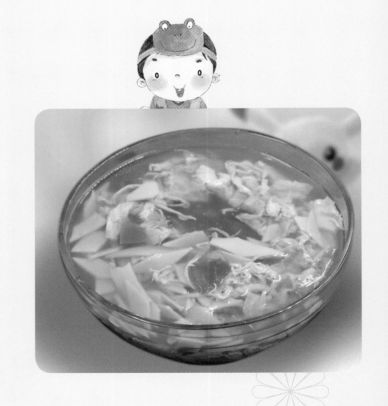

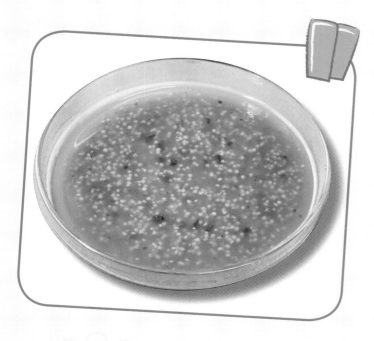

小米紫米粥

用料用量

紫米5克，小米5克，糯米5克。

制作方法

1. 紫米、小米、糯米淘洗干净备用；

2. 锅内加适量的水，大火烧开，将洗干净的食材一起放入锅中，大火煮开后换小火，煮至米开花、汤粘稠即可。

营养特点

提供热量，富含膳食纤维、维生素B$_1$、维生素B$_2$等营养元素。

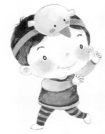

玉米糁南瓜粥

用料用量

玉米糁10克，南瓜10克。

制作方法

1. 南瓜洗净，去皮去瓤，切块备用；

2. 玉米糁淘洗干净备用；

3. 锅内加适量的水，大火烧开，将玉米糁与南瓜一起放入锅中，大火煮开后换小火，煮至汤粘稠。

营养特点

富含膳食纤维、胡萝卜素、钙等营养元素。

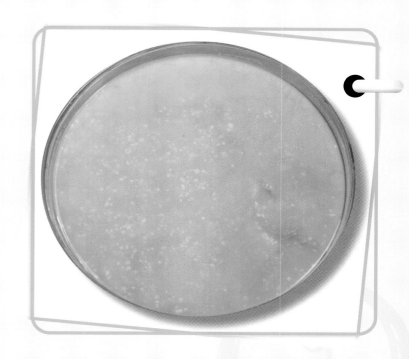

紫菜粥

用料用量

大米10克，糯米3克，紫菜0.5克。

制作方法

1. 大米、糯米淘洗干净备用；

2. 锅内加适量的水，大火烧开，放入洗好的大米和糯米，小火煮至米开花，放入紫菜搅拌均匀即可。

营养特点

提供热能，富含钙、铁等营养元素。

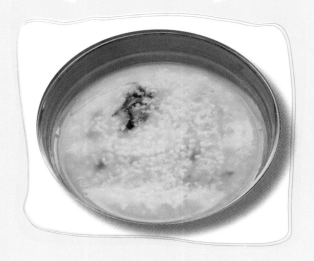

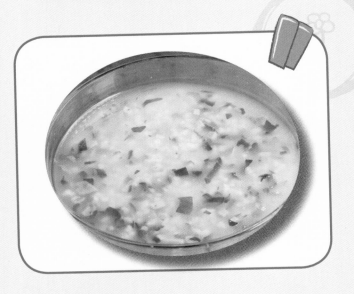

薏米莲子粥

用料用量

薏米2克，莲子1克，大米12克。

制作方法

1. 薏米、莲子淘洗，泡软待用；

2. 将大米淘洗干净备用；

3. 锅内加适量的水，大火烧开，将食材一起放入锅中，大火煮开后换小火，煮至粘稠即可。

营养特点

提供热量，富含蛋白质、钙、铁、锌等营养元素。

肉末青菜粥

用料用量

瘦猪肉3克，小白菜5克，大米10克，糯米3克。

制作方法

1. 小白菜择洗干净，切碎备用；

2. 猪肉搅成肉末，煸炒备用；

3. 大米与糯米淘洗干净备用；

4. 锅内加适量的水，大火烧开，将淘洗干净的大米和糯米放入锅中，小火煮至米开花，将煸炒后的猪肉末放入锅中，煮至粘稠，放入小白菜即可。

营养特点

富含优质蛋白、维生素C、胡萝卜素、钙、铁等营养元素。

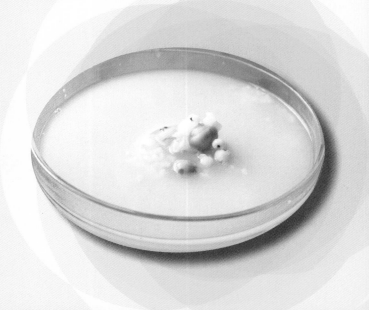